中国科学院教材建设专家委员会规划教材
全国高等医药院校规划教材

系统解剖学实验

主　编　康　健
副主编　谢兴国　杨代耘　王继丰　米永杰
编　者　(按姓氏笔画排序)
　　　　王继丰(四川医科大学)
　　　　冉茂成(川北医学院)
　　　　代小思(川北医学院)
　　　　朱晓华(川北医学院)
　　　　刘尚清(川北医学院)
　　　　米永杰(成都医学院)
　　　　许仕全(川北医学院)
　　　　李　健(成都医学院)
　　　　李良文(成都中医药大学)
　　　　杨代耘(成都中医药大学)
　　　　罗友华(成都中医药大学)
　　　　曹　霞(四川大学)
　　　　康　健(川北医学院)
　　　　曾昭明(四川医科大学)
　　　　谢兴国(川北医学院)

科学出版社
北　京

内 容 简 介

　　本书根据五年制学生培养目标结合人体解剖学教学特点,特组织全省5所院校15位教授共同编写。内容包括运动系统、内脏学、脉管系统、感觉器官、神经系统和内分泌系统共5篇16章。

　　本书作为一本高等医学院校人体解剖学实验教程,具有极强的实用性。本书特色鲜明、突出重点、结合临床、图文并茂。在坚持"三基""五性"、"三特定"的同时,提倡创新。

　　本书主要适用于医学院校5年制临床医学、医学影像、口腔医学、麻醉学、法医学、护理学、检验、药学、预防医学、中西医结合等专业学生使用,也适用于执业医师资格考试和卓越医师培养。

图书在版编目(CIP)数据

系统解剖学实验／康健主编.—北京:科学出版社,2015.7
中国科学院教材建设专家委员会规划教材·全国高等医药院校规划教材
ISBN 978-7-03-044419-6

Ⅰ.①系…　Ⅱ.①康…　Ⅲ.①系统解剖学-实验-医学院校-教材
Ⅳ.①R322-33

中国版本图书馆 CIP 数据核字(2015)第 110967 号

责任编辑:朱　华　杨鹏远／责任校对:彭　涛
责任印制:赵　博／封面设计:范　唯

科 学 出 版 社出版
北京东黄城根北街 16 号
邮政编码:100717
http://www.sciencep.com

北京汇瑞嘉合文化发展有限公司 印刷
科学出版社发行　各地新华书店经销
*

2015 年 7 月第 一 版　　开本:787×1092　1/16
2020 年 8 月第八次印刷　　印张:14 1/2
字数:343 000

定价:**69.80 元**
(如有印装质量问题,我社负责调换)

前　言

　　系统解剖学是一门重要的医学基础课程,是按人体的器官功能系统阐述人体器官的形态结构和位置关系的科学,属形态学范畴。研究形态学重在对实物以及相关模型进行直接的观察和辨认,以进一步理解和掌握理论课的基本内容和基本知识。众所周知"百闻不如一见",因此,系统解剖学的实验教学,是医学生学习研究人体形态结构的一个重要的、必不可少的教学环节。为了配合系统解剖学的理论教学,提高理论教学效果,我们以卫生部规划教材《系统解剖学》第八版为蓝本,编写了这本《系统解剖学实验》。本教材以五年制临床医学专业解剖学大纲为依据,包括所学内容的目的要求及观察内容,极大地方便了学生对系统解剖学实验教学的学习。同学们在上实验课时可以根据实验教材的指导,在具体的标本和模型上观察人体各器官的位置、形态结构及相互关系,课后做复习思考题,以检验自己的学习效果。

　　本书的编委长期从事解剖学一线教学,来自全省5所医学院校。编委们丰富的教学经验和认真负责的工作态度是这本书得以顺利完成的基础。我们衷心希望本教材能够满足医学教育改革和医学生培养目标的要求。由于编者水平有限,本书不当之处在所难免,恳请同道和医学生提出宝贵意见,以使本教材日臻完善。

康　健

2015 年 3 月

目　　录

绪　　论

【目的要求】

（一）掌握内容
1. 人体系统的划分。
2. 人体的解剖学姿势、方位术语和轴、面。
（二）了解内容
1. 解剖学的分科。
2. 解剖学的学习方法。

一、系统解剖学的定义和地位

系统解剖学是按人体功能系统研究人体各正常器官的形态结构和位置关系的科学。学习这门课程的目的在于使医学生理解和掌握人体各器官的正常形态结构，为学习其他基础医学和临床医学课程奠定解剖学基础。系统解剖学作为一门形态学科，其实验教学是不可或缺的重要一环，也是提高教学质量、培养学生动手能力、思维能力和独立获取知识能力的重要保证，为今后的学习和临床工作奠定基础。

二、人体解剖学的分科

人体解剖学是研究正常人体形态结构的科学，分为巨视解剖学和微视解剖学。**巨视解剖学**主要是通过肉眼观察来描述人体的形态结构，它包括系统解剖学和局部解剖学。

系统解剖学是按人体功能系统（如运动系统、消化系统、循环系统、神经系统等）阐述人体各器官形态结构和位置关系的科学。

局部解剖学是按人体某一局部（如头部、颈部、胸部、腹部、上肢和下肢等）描述局部的层次、组成结构、相互位置关系及临床联系的科学。

微视解剖学则是借助显微镜观察研究人体的细微结构，包括组织学、细胞学和胚胎学，此外还有研究分子结构的分子形态学。

由于研究的方法和目的不同，人体解剖学又分出若干门类，如外科解剖学、表面解剖学、X线解剖学、断层解剖学、运动解剖学、生长（或年龄）解剖学、艺术解剖学等。

三、人体系统的划分

人体和其他一切生物一样，最基本的形态功能单位是**细胞**。由细胞和细胞间质构成**组织**。人体有四种基本组织，即上皮组织、结缔组织、肌组织和神经组织。几种不同的组织组合成具有一定形态和功能的结构称**器官**，如心、肝、肾和胃等。若干器官组合起来共同完成某种生理功能，组成**系统**。人体有运动系统、消化系统、呼吸系统、泌尿系统、生殖系统、脉管系统、感觉器系统、神经系统和内分泌系统。各系统在神经、体液的调节下，彼此联系，互相影响，互相协调，构成一个完整的有机体。

四、解剖学姿势和常用术语

为了准确地描述人体各器官的形态结构和位置,必须有公认的统一标准和描述术语,以便统一认识,避免混淆和误解。

(一) 解剖学姿势

人体的解剖学姿势是身体直立,面向前,两眼平视前方,两足并立,足尖向前,上肢下垂于躯干的两侧,手掌向前。描述任何结构时,不管是标本、模型或处于任何体位的病人,都必须按照解剖学姿势加以描述和分析。

(二) 方位术语

在标准的解剖学姿势下,常常使用一些统一的表示方位的术语,来正确描述各器官或结构的方位和相互位置关系。

上和下,按照解剖学姿势,近颅者为上(**颅侧**),近足者为下(**尾侧**)。在四肢,上又称近侧;下又称远侧。

前和后,凡距身体腹面近者为前(**腹侧**);距背面近者为后(**背侧**)。

内侧和外侧,以身体正中面为准,距正中面近者为内侧,远者为外侧。在四肢,上肢的内侧也称**尺侧**,外侧也称**桡侧**;下肢的内侧也称**胫侧**,外侧也称**腓侧**。

内和外,是指空腔脏器而言,近内腔者为内,远内腔者为外,应注意与内侧和外侧的区别。

浅和深,以体表为准,离体表近者为浅,离体表远者为深。

另外,还有左和右、垂直、水平和中央等则与一般概念相同。

(三) 轴和面(图 0-1)

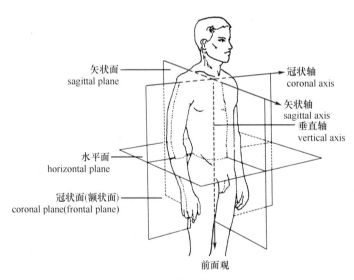

图 0-1　人体的轴和面

1. 轴　为了描述关节的运动,在标准姿势条件下,特设置相互垂直的三个轴。

(1) **垂直轴**:为上下方向,垂直于水平面,与人体长轴平行的轴。

(2) **矢状轴**:为前后方向的水平轴,与垂直轴直角相交。

(3) **冠状轴**:或称额状轴,为左右方向的水平轴,与上述两个轴相垂直。

2. 面　在标准姿势条件下,人体或局部均可设置互相垂直的三个切面。

（1）**矢状面**:按前后方向,将人体分成左、右两部的纵切面,此切面与地平面垂直。通过人体正中的矢状面为**正中矢状面**,将人体分为左、右相等的两半。

（2）**冠（额）状面**:按左、右方向,将人体分为前、后两部的纵切面,此切面与水平面及矢状面相垂直。

（3）**水平面**:又称**横切面**,与矢状面和冠状面相垂直,将人体分为上、下两部的面称水平面。

要注意的是,在描述器官的切面时,则以其自身的长轴为准,与其长轴平行的切面称**纵切面**,与长轴垂直的切面称**横切面**,而不用上述三个面。

五、人体解剖学的学习方法

由于人体解剖学结构复杂,名词繁多,因此对初学者记忆常常是一个难题。为了全面而系统地学习形态结构,必须自觉地学习和运用以下观点来正确认识、理解、观察和分析人体的形态结构。

1. **进化发展的观点**　人类是由古猿进化而来,因此,人类的形态结构存在着与脊椎动物相类似的基本特征。但是,由于劳动对人类形态发育的长期影响,使人与动物相比有了本质的区别,例如,人得直立行走;手能进行精细复杂的劳动;大脑皮质的高度发达,成为思维的器官等。人出生以后仍在不断变化,个体间也存在着千差万别,不同人体器官的位置、形态结构基本相同,但也会出现变异或畸形,如多乳、多指（趾）、有尾、毛人、双输尿管等。因此,只有用进化发展的观点来学习人体解剖学,才能更好地理解人体的形态结构。

2. **形态与功能统一的观点**　人体每个器官都有其特定的功能,器官的形态结构是功能的物质基础,功能的变化也影响器官形态结构的改变,形态结构的变化还会导致功能的改变。如人的上、下肢与四足动物的前、后肢为同源器官,功能相似,形态结构也相似。但从古猿到人的长期发展进化过程中,前后肢功能逐渐分化,使形态结构也发生了变化。在劳动过程中,手从支持体重中解放出来,逐渐成为灵活的劳动器官;而下肢在支持体重和维持直立行走中逐渐发育得比较粗壮,因而人的上、下肢无论在形态,还是功能上都有着明显的差异。又如加强锻炼可使肌肉发达,骨粗壮;长期卧床可导致肌肉萎缩、骨质疏松。

3. **局部与整体统一的观点**　人体是由许多器官系统或局部组成的一个有机的统一整体。任何一个器官或局部都是整体不可分割的一部分。它们在结构和功能上既相互联系又互相影响。学习人体解剖学,常从学习个别的器官或局部入手,但必须用局部与整体统一的观点来指导学习,注意克服局部观点,防止认识上的片面性。

4. **理论与实际相结合的观点**　学习的目的是为了应用,学懂记牢才能灵活应用。解剖学是一门研究人体形态结构的科学,绝大部分内容学生需要强记。强记不是死背,只有对理解了的内容才能产生较好的记忆。另外,还有其他的记忆方法,如归纳小结记忆、类比或联想记忆、综合分析记忆等。由于人体结构复杂,名词多,形态描述多,因此,还必须坚持理论联系实际,把书本知识与解剖标本和模型等的观察结合起来。注重活体触摸,形成形象记忆,这是学好解剖学最重要、最基本的方法,也就是所谓的"百闻不如一见"。另外还要注意解剖知识联系活体和临床应用,可激发学习兴趣,增强对某些结构重要性的认识。

（康　健）

第一篇 运动系统

运动系统由骨、骨连结和骨骼肌组成，约占体重的60%，具有支持、保护和运动的功能。

全身各骨经骨连结构成骨骼。骨骼构成人体支架，与骨骼肌共同赋予人体基本形态，支持体重，并组成颅腔、脊柱、胸廓、骨盆，保护脑、脊髓、心、肺、肝、脾、肾等重要器官。骨骼肌附着于骨，在神经系统的支配下收缩和舒张，以骨连结为支点，牵引骨改变位置，产生各种运动。在运动中，骨起杠杆作用，骨连结是运动的枢纽，骨骼肌产生运动的动力。

第一章 骨 学

第一节 总 论

【目的要求】

（一）掌握内容

1. 骨的形态分类。

2. 骨的构造。

（二）了解内容

1. 骨的化学成分和物理特性。

2. 骨的表面形态。

【标本教具】

1. 人体骨架。

2. 猪的新鲜股骨；锯开的成人股骨、椎骨（椎体部分）、顶骨。

3. 分离骨。

4. 脱钙骨和煅烧骨。

【实习内容】

（一）强调实验室基本要求

尊重逝者，严禁拍照；克服障碍，知难而上；动手观察，严肃认真；团队合作，爱惜标本。

（二）骨的分类

1. 按照位置可分为 颅骨23块（未包括3对听小骨）、躯干骨51块、附肢骨（上肢骨64块、下肢骨62块）（图1-1）。

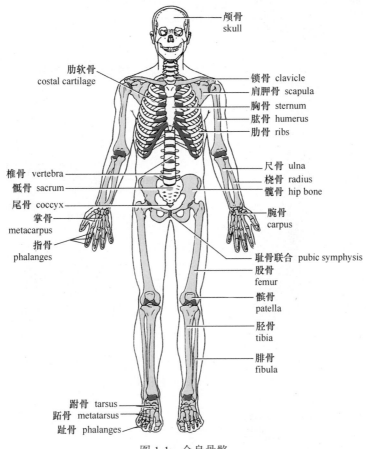

图 1-1 全身骨骼

2. 按形态则可分为 长骨、短骨、扁骨和不规则骨四种(图 1-2)。

(1) **长骨**:多分布于四肢,分一体两端。体又称**骨干**,由厚的骨密质组成,其内有大的髓腔,容纳骨髓;骨干表面可有 1~2 个供滋养血管出入的孔,称**滋养孔**。在新鲜的猪股骨上观察:骨的两端膨大,称**骺**,其表面有光滑的关节面,覆盖有**关节软骨**。在冠状位剖开股骨干和骨骺,或许可观察到二者交界处保留有一片透明软骨,称**骺软骨**。成人肱骨 X 线片还可观察到骺软骨骨化的**骺线**。

(2) **短骨**:多呈立方形,如腕骨和跗骨。

(3) **扁骨**:多呈板状,主要分布于颅顶、胸壁和盆部,参与体腔的构成,如胸骨、肋骨、颅顶骨等。

(4) **不规则骨**:形状不规则,主要分布于颅底、面部和脊柱。如上颌骨、筛骨和蝶骨等。

(三) 骨的构造

结合猪的新鲜股骨和成人股骨(均部分剖开)可见:骨膜、骨质、骨髓(图 1-2,图 1-3)等结构。

1. 骨质 致密坚硬,主要分布于长骨骨干及骨骺和其他骨的表面称**骨密质**。呈海绵状,由相互交织的骨小梁组成称**骨松质**,骨小梁按骨所承受的压力和张力的方向排列。

2. 骨膜 除骨的关节面以外,骨表面均覆有**骨外膜**。骨髓腔内面和骨松质间隙内的骨膜称**骨内膜**。骨膜内富含神经、血管、淋巴管,对骨的营养、新生和感觉有重要意义。

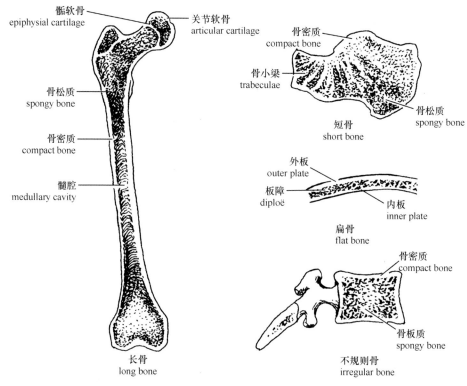

图 1-2 骨的形态和构造

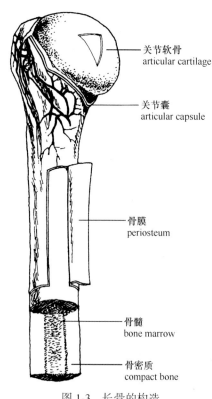

图 1-3 长骨的构造

3. **骨髓** 充填于长骨的骨髓腔和骨松质的腔隙中，骨髓可分为**红骨髓**和**黄骨髓**两种。

在锯开的顶骨上可见由骨密质构成的较薄的内板和较厚的外板。二者间的骨松质称板障。

（四）骨的化学成分和物理特性

观察经过酸处理后的脱钙骨和煅烧后的煅烧骨，二者均保持原外形，但前者柔软而有弹性（图1-4），后者脆而易碎。

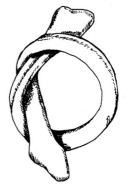

图1-4 脱钙后的腓骨可以打结

第二节 中 轴 骨

【目的要求】

（一）掌握内容

1. 躯干骨的组成。

2. 椎骨一般形态结构和各部椎骨的特征性结构。

3. 骨性胸廓的组成。

4. 胸骨的基本形态结构，胸骨角位置。

5. 颅的组成。

6. 颅底内、外面的形态结构（重点是与血管、神经有关的孔、裂名称和位置）。

7. 鼻旁窦的位置和开口。

8. 眶、骨性鼻腔的结构及交通。

9. 中轴骨的重要体表标志。

（二）了解内容

1. 特殊肋骨的一般形态结构。

2. 各脑颅骨形态和分部。

3. 新生儿颅骨结构特点，主要颅囟名称位置。

【标本教具】

1. **躯干骨** 椎骨、肋骨、胸骨。

2. **颅骨** 脑颅骨、面颅骨、颅的整体观、新生儿颅骨。

3. **教学视频。**

【实习内容】

一、躯 干 骨

观察成年人躯干骨，可见24块分离椎骨、1块骶骨、1块尾骨、1块胸骨和12对肋骨，共51块，参与脊柱、骨性胸廓和骨盆的构成。

（一）椎骨

幼年时为 32 或 33 块,分为颈椎 7 块、胸椎 12 块、腰椎 5 块、骶椎 5 块、尾椎 3~4 块。成年后,5 块骶椎融合成骶骨,3~4 块尾椎融合成尾骨。

1. 观察典型椎骨标本　可见它们为不规则骨,除第一颈椎外,都由前方的**椎体**和后方的**椎弓**构成(图 1-5)。椎体与椎弓围成**椎孔**,各椎骨的椎孔连成**椎管**,容纳和保护脊髓。

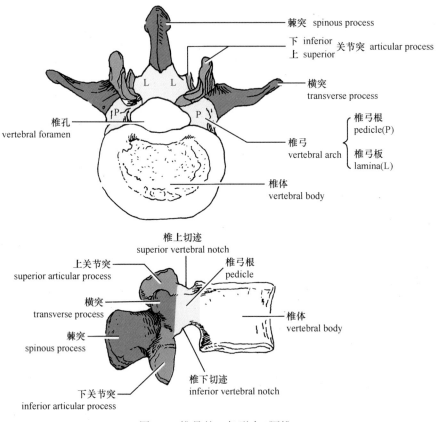

图 1-5　椎骨的一般形态(腰椎)

（1）椎体:呈短圆柱状,表层为密质,内部为松质。

（2）椎弓:分为两部分,椎弓与椎体相连的部分较窄,称**椎弓根**,其上、下缘各有一切迹,分别称椎上切迹和椎下切迹。椎骨相连时,上位椎弓根的椎下切迹与下位椎弓根的椎上切迹围成**椎间孔**;椎弓的后部呈板状,称**椎弓板**。从椎弓伸出 7 个突出,向后正中伸出一个**棘突**,向两侧伸出一对**横突**,向上伸出成一对**上关节突**,向下伸出成一对**下关节突**,相邻椎骨的上、下关节突构成关节突关节。

2. 观察各部椎骨的主要形态特征

（1）**颈椎**(图 1-6):椎体较小,呈椭圆形,第 3~7 颈椎体上面两侧有向上的突起称**椎体钩**,可与上位椎体的两侧缘相接形成**钩椎关节**,又称 Luschka 关节。椎孔较大呈三角形。上、下关节突的关节面几乎成水平位。第 2~6 颈椎棘突末端分叉。颈椎横突根部均有**横突孔**。

第 1 颈椎又名**寰椎**(图 1-7),无椎体、棘突和关节突,由前弓、后弓和两侧块组成。前弓短,其后面有接枢椎齿突的齿突凹。侧块上面有椭圆形上关节凹,下面有圆形下关节面。后弓较长,上面有横行的椎动脉沟。

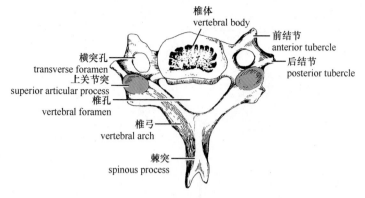

图 1-6　颈椎（上面）

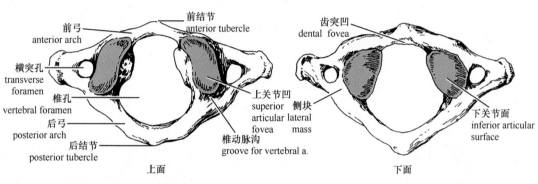

图 1-7　寰椎

第 2 颈椎又名**枢椎**（图 1-8），椎体向上伸出齿突。

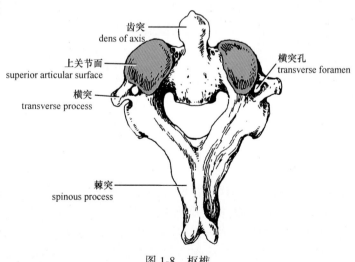

图 1-8　枢椎

第 7 颈椎又名**隆椎**（图 1-9），棘突长而不分叉，稍低头即可看到或扪及，临床常用作计数椎骨的标志。

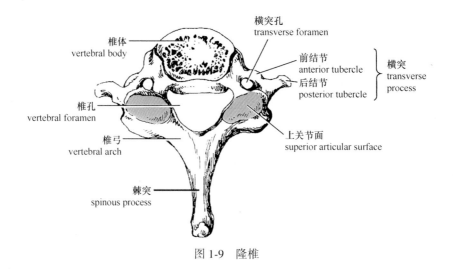

图 1-9　隆椎

（2）**胸椎**（图 1-10）：椎体呈心形，从上向下逐渐增大，椎体两侧后份接近上下缘处有接肋头的上、**下肋凹**，但第 1 胸椎和第 9 以下各胸椎肋凹不典型。横突末端前面有接肋结节的**横突肋凹**。关节突的关节面基本呈冠状位。棘突长而向后下倾斜，呈叠瓦状排列。

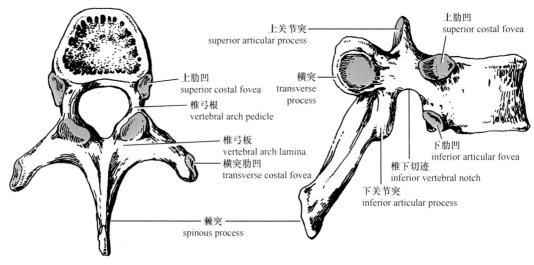

图 1-10　胸椎

（3）**腰椎**（图 1-5）：椎体最大，断面呈肾形。椎孔约呈三角形。关节突关节面基本呈矢状位。棘突宽大呈板状，矢状位后伸，棘突间间隙较大。

（4）**骶骨**（图 1-11）：由 5 个骶椎融合而成，呈尖向下的三角形。男性骶骨较窄长，女性骶骨较宽短。骶骨上缘中份向前隆突，称**岬**。骶骨前面光滑而凹陷（女性较平直），可见椎体融合形成的 4 条横线，横线两端有 4 对**骶前孔**。骶骨背面粗糙而隆凸，正中线上有棘突融合形成的**骶正中嵴**，嵴外侧有 4 对**骶后孔**。骶正中嵴下端下方的裂孔称**骶管裂孔**，向上通骶管，裂孔两侧有向下突出的**骶角**。骶骨侧面上份有耳状面，与髋骨相关节。

（5）**尾骨**（图 1-11）：由 3~4 块尾椎退化融合而成，上接骶骨，后上有一对尾骨角与骶骨角相接，下端为尾骨尖。

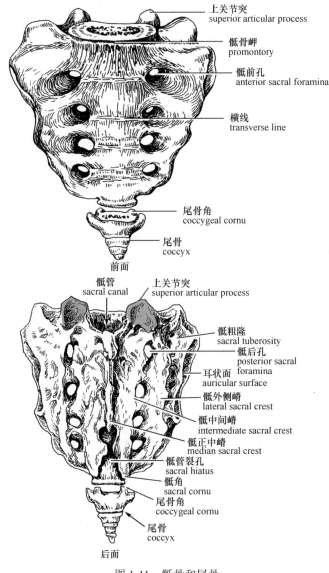

上关节突
superior articular process

骶骨岬
promontory

骶前孔
anterior sacral foramina

横线
transverse line

尾骨角
coccygeal cornu

尾骨
coccyx

前面

骶管
sacral canal

上关节突
superior articular process

骶粗隆
sacral tuberosity

骶后孔
posterior sacral foramina

耳状面
auricular surface

骶外侧嵴
lateral sacral crest

骶中间嵴
intermediate sacral crest

骶正中嵴
median sacral crest

骶管裂孔
sacral hiatus

骶角
sacral cornu

尾骨角
coccygeal cornu

尾骨
coccyx

后面

图 1-11　骶骨和尾骨

（二）胸骨

观察胸骨标本（图 1-12）可见，胸骨是位于胸前壁正中的扁骨，可分**胸骨柄、胸骨体**和**剑突**三部分。胸骨柄上缘中份有**颈静脉切迹**，两侧有锁切迹与锁骨相接；柄外侧上份与第 1 肋相接。胸骨柄与胸骨体相接处稍向前突，称**胸骨角**，胸骨角两侧接第 2 肋软骨，向后平对第 4 胸椎体下缘。胸骨体两外侧缘有肋切迹，与第 2~7 对肋软骨相接，胸骨体下端接剑突，活体常能扪及。

（三）肋

观察肋骨标本，可见肋由肋骨和肋软骨组成，共 12 对。第 1~7 对肋前端的肋软骨与胸骨相接，称**真肋**。第 8~10 对肋不与胸骨直接相接称**假肋**。第 11、12 对肋前端游离于腹壁肌层中，称**浮肋**。其中第 8~10 对肋软骨依次与上位肋软骨相连形成**肋弓**。

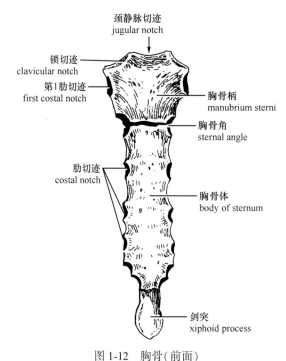

图 1-12　胸骨（前面）

肋骨（图 1-13），为弓形扁骨，可分为一体和前、后两端。前端接肋软骨，后端稍膨大，称**肋头**，有关节面与胸椎的上、下肋凹相关节。肋头外侧缩细的部分称**肋颈**，肋颈与肋体相接处的后方有粗糙隆起，为**肋结节**，与胸椎横突的横突肋凹相关节。**肋体**可分内、外两面和上、下两缘，内面近下缘处有**肋沟**，是鉴别左右侧肋的重要特点。肋体后份曲度最大，其急转处称肋角。

第 1、2、11、12 肋较特殊。第 1 肋骨扁宽而短，有上、下面和内、外缘，无肋角和肋沟。其内缘前份有前斜角肌结节。结节的前内、外侧分别有锁骨下静脉和动脉经过的压迹（沟）。第 2 肋骨为第 1 肋骨与典型肋骨的过渡型。第 11、12 肋骨无肋结节、肋颈及肋角。

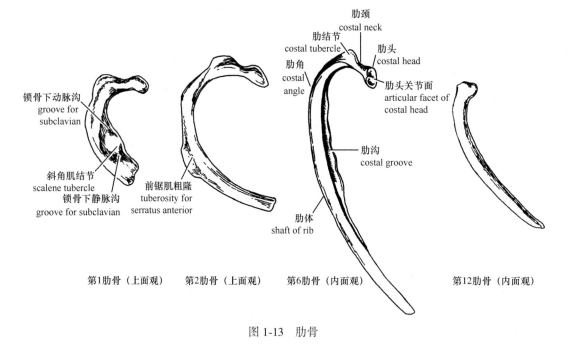

第1肋骨（上面观）　　第2肋骨（上面观）　　第6肋骨（内面观）　　　　　第12肋骨（内面观）

图 1-13　肋骨

二、颅　　骨

成人有 23 块颅骨（颞骨内的 3 对听小骨未计入），经眶上缘和外耳门上缘的连线可分脑颅骨和面颅骨两部分。取完整颅骨、颅的水平切面、颅的矢状切面和各主要分离颅骨标本进行观察。

（一）脑颅骨

脑颅骨共8块,围成颅腔,容纳脑。颅顶为一对**顶骨**,两侧为一对**颞骨**,前方为一块**额骨**,后方为一块**枕骨**,颅底中部有一块**蝶骨**,其前方为一块**筛骨**。筛骨的大部还参与面颅组成。

1. 额骨(图1-14)　位于前额处,可分为三部分:额鳞是构成前额基础的部分,两侧中央隆起成额结节;眶部是在眶和颅腔之间水平伸出的部分;鼻部位于左右眶部之间,呈马蹄铁形,与筛骨和鼻骨连接,额骨内有空腔叫额窦,开口于鼻腔。

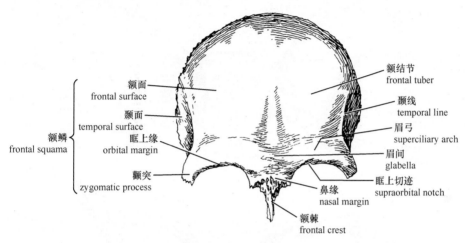

图1-14　额骨(前面)

2. 筛骨(图1-15)　位于两眶之间,上接额骨鼻部并突入于鼻腔内。全骨分为筛板、垂直板和筛骨迷路三部,在额状切面上呈"巾"字形。**筛板**为水平方向隔分颅腔前部与鼻腔的薄骨板,板的正中有向上突起的鸡冠,其两侧有多数**筛孔**。垂直板呈矢状位,由筛板下面正中向下伸出,参加组成鼻中隔,筛骨迷路位于筛板两侧的下方由多数空泡状筛泡组成,叫筛窦,窦口通鼻腔。迷路外侧面为薄骨片,参加组成眶的内侧壁,叫眶板,迷路的内侧面有两片向内下方卷曲的薄骨片,分别称上、中鼻甲。

3. 蝶骨(图1-16)　形如蝴蝶,位于前方的额骨、筛骨和后方的颞骨、枕骨之间,横向伸展于颅底部。蝶骨分为体、小翼、大翼和翼突四个部分。体部位居中央,上面构成颅中窝的中央部,呈马鞍状,叫蝶鞍,其中央凹陷,叫**垂体窝**;体部内有空腔,叫蝶窦,向前开口于鼻腔。小翼从体部前上方向左右水平伸出,小翼后缘是颅前窝和颅中窝的分界线。小翼根部有**视神经管**通过,两视神经管内口之间有视交叉沟。大翼后缘是颅前窝和

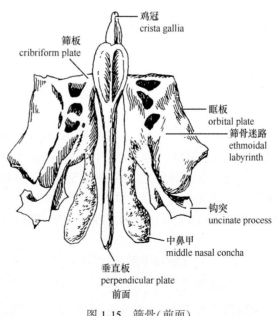

图1-15　筛骨(前面)

颅中窝的分界线。在大翼近根部处由前向后可见**圆孔**,**卵圆孔**和**棘孔**,从棘孔入颅的脑膜中动脉在骨面上留有动脉沟。体部两侧有由后向前行走的浅沟,叫颈动脉沟,颈内动脉经颈动脉管入颅后行于此沟内。在小翼和大翼之间有狭长的眶上裂使颅腔与眶腔相通。翼突位于蝶骨下面,由大翼根部向下伸出,由内侧板和外侧板构成,两板的后部之间有楔形深窝叫翼突窝,翼突根部有前后方向贯穿的翼管。

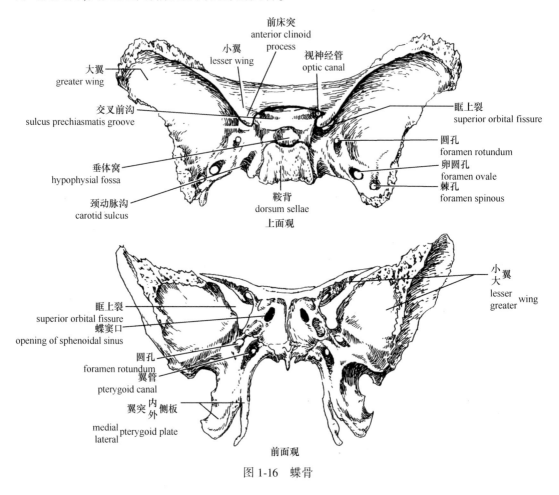

图 1-16　蝶骨

4. **颞骨**(图 1-17)　位于颅骨两侧,并延至颅底,参与构成颅底和颅腔的侧部,形状不规则,以外耳门为中心可分为鳞部、鼓部和岩部 3 部分。鳞部位于外耳门前上方;鼓部从前、下、后方围绕外耳道;岩部呈三棱锥形,尖伸向前内。颞骨嵌于蝶骨、顶骨和枕骨之间,参与组成颅中窝与颅后窝,与大脑及颅内的许多重要神经、血管关系密切。

5. **枕骨**　位于顶骨之后,并延伸至颅底。在枕骨的下面中央有一个大孔,叫枕骨大孔,脑和脊髓在此处相续。以枕骨大孔为中心,枕骨可分为四个部分:后为鳞部,前为基底部,两侧为侧部,侧部下面,枕骨大孔两侧有一椭圆形关节面称**枕髁**。枕骨与顶骨、颞骨、及蝶骨相接。

6. **顶骨**　位于颅顶中部,左右各一。

(二)面颅骨

面颅骨共 15 块,成对的有上颌骨、鼻骨、泪骨、颧骨、下鼻甲和腭骨;不成对的有犁骨、下

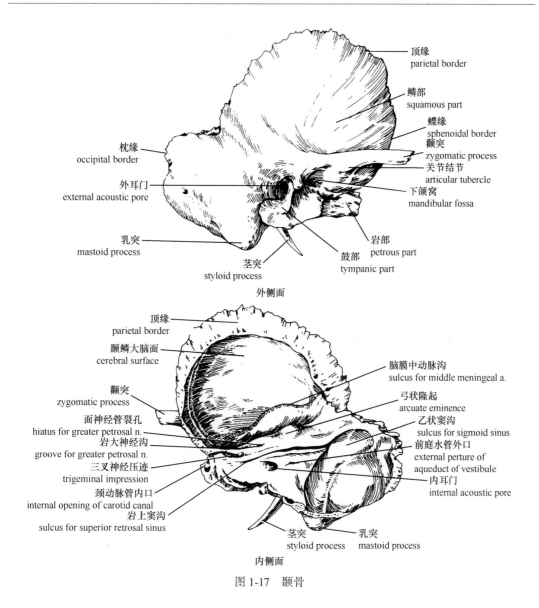

外侧面

内侧面

图 1-17 颞骨

颌骨和舌骨。它们组成面部支架,围成眼眶、骨性鼻腔和口腔。

1. 上颌骨(图 1-18) 分一体四突。上颌体内有上颌窦。上颌体突向上方的为**额突**,接额骨、鼻骨和泪骨;伸向外侧的为**颧突**,接颧骨;伸向下方的为**牙槽突**,其下缘有牙槽容纳上颌牙根;伸向内侧的为**腭突**,其后缘与腭骨相连。

2. 下颌骨(图 1-19) 呈马蹄铁形,可分一体两支。体呈凸向前的弓形,上缘有牙槽,容纳下颌牙根;下缘圆钝,为下颌底,体外面正中向前的突起称颏隆凸,其外侧有**颏孔**。下颌支向上有两个突起,前方为**冠突**;后方为**髁突**,髁突上端的膨大为**下颌头**,其下缩细为下颌颈。下颌支内面中央有**下颌孔**,经下颌管通颏孔。下颌底与下颌支后缘相接处为**下颌角**。

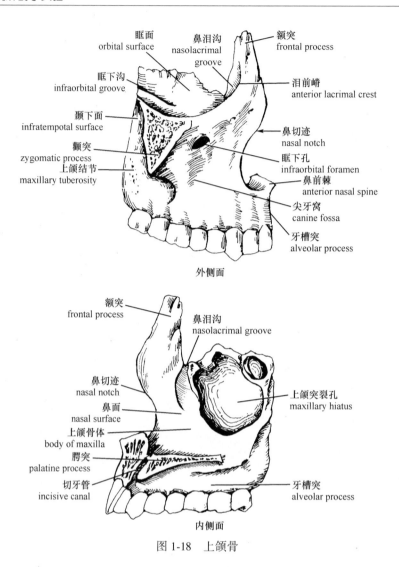

图 1-18 上颌骨

3. **腭骨**(图 1-20) 一对,位于上颌骨鼻面后部,为 L 形的薄骨片,包括参与构成鼻腔侧壁的垂直板和组成骨腭后部的水平板。

4. **鼻骨** 为构成鼻背的长条形小骨片。

5. **泪骨** 是一对薄薄的骨,其大小及形状像一手指甲。位于鼻骨的后外侧壁,眼眶的内侧壁。

6. **颧骨** 位于眼眶外下方,为面颊部骨性突起,向后延伸与颞骨颧突结合共同组成颧弓。

7. **下鼻甲** 为位于鼻腔外侧壁的薄而卷曲的小骨片。

8. **犁骨** 为组成骨性鼻中隔后下份的斜方形骨板。

9. **舌骨**(图 1-21) 位于下颌骨的下后方,呈马蹄铁形,中间部位称舌骨体,向后外延伸的长突称作大角,向上的短突称为小角。大角和体部可在体表触及到。

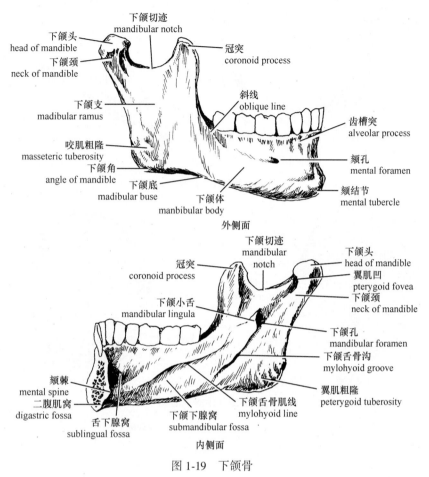

图 1-19 下颌骨

（三）颅的整体观

1. 颅顶面观（图 1-22） 颅顶前窄后宽。各骨间由骨缝相连，额骨与两顶骨之间连接成**冠状缝**，两顶骨连接为**矢状缝**，两顶骨与枕骨连接成**人字缝**。

2. 颅侧面观（图 1-23） 颅的侧面主要由额骨、顶骨、蝶骨、颞骨和枕骨组成。颅侧面中部有**外耳门**，其后方有**乳突**，前方有**颧弓**，颧弓将颅侧面分为上方的**颞窝**和下方的**颞下窝**。

在颞窝前下部，额骨、顶骨、颞骨、蝶骨四骨汇合处，形成"H"形的缝，称为**翼点**。

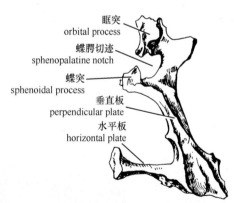

图 1-20 腭骨（后面）

颞下窝形状不规则，内侧壁为上颌骨体、颧骨和蝶骨翼突，外侧壁为下颌支。颞下窝内侧壁上颌骨体、蝶骨翼突和腭骨之间的裂隙称**翼腭窝**（图 1-24），此窝通向口腔、鼻腔、眼眶及颅腔。

3. 颅前面观（图 1-25） 可见由额骨和面颅骨组成的眶、骨性鼻腔和骨性口腔。

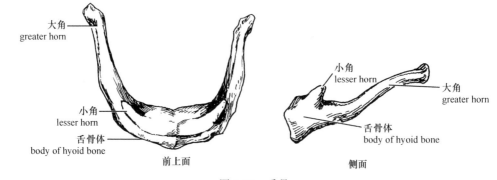

图 1-21　舌骨

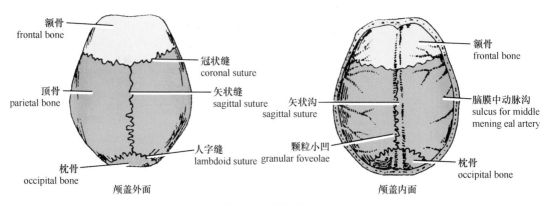

图 1-22　颅的顶面观

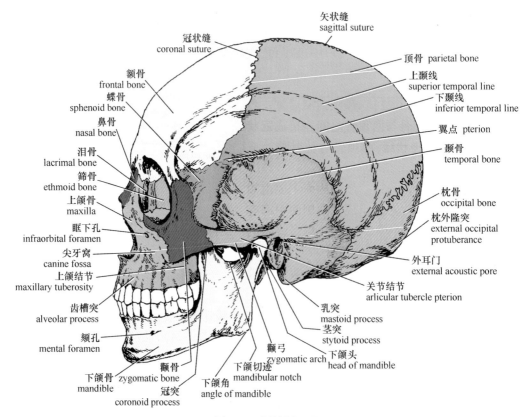

图 1-23　颅的侧面观

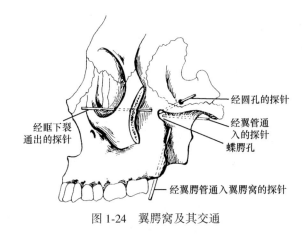

经圆孔的探针

经眶下裂
通出的探针

经翼管通
入的探针

蝶腭孔

经翼腭管通入翼腭窝的探针

图 1-24 翼腭窝及其交通

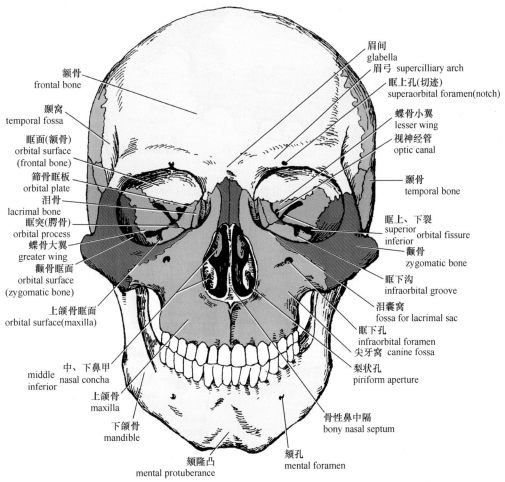

额骨
frontal bone

颞窝
temporal fossa

眶面(额骨)
orbital surface
(frontal bone)

筛骨眶板
orbital plate

泪骨
lacrimal bone

眶突(腭骨)
orbital process

蝶骨大翼
greater wing

颧骨眶面
orbital surface
(zygomatic bone)

上颌骨眶面
orbital surface(maxilla)

中、下鼻甲
middle
inferior nasal concha

上颌骨
maxilla

下颌骨
mandible

颏隆凸
mental protuberance

眉间
glabella

眉弓 supercilliary arch

眶上孔(切迹)
superaorbital foramen(notch)

蝶骨小翼
lesser wing

视神经管
optic canal

颞骨
temporal bone

眶上、下裂
superior
inferior orbital fissure

颧骨
zygomatic bone

眶下沟
infraorbital groove

泪囊窝
fossa for lacrimal sac

眶下孔
infraorbital foramen

尖牙窝 canine fossa

梨状孔
piriform aperture

骨性鼻中隔
bony nasal septum

颏孔
mental foramen

图 1-25 颅的前面观

（1）**眶**：为四面锥体形深腔，容纳视器。其尖向后内，有**视神经管**通颅中窝；其底朝前外，眶上缘中、内 1/3 交界处有**眶上孔**或**眶上切迹**，眶下缘中点下方有**眶下孔**；眶上壁前外侧部有容纳泪腺的**泪腺窝**；眶内侧壁前下部有容纳泪囊的**泪囊窝**，此窝向下经**鼻泪管**通鼻腔；眶外侧壁后部有**眶上裂**和**眶下裂**，眶上裂向后通颅中窝。

（2）**骨性鼻腔**（图1-26，图1-27）：位于面颅中央，由骨性鼻中隔分为左、右两部。其前方为**梨状孔**，后方为一对**鼻后孔**。骨性鼻腔顶为筛骨筛板，筛板上有**筛孔**通颅前窝；底借骨腭与口腔分隔。骨性鼻腔外侧壁有3个向下卷曲的骨片，由上而下依次为**上鼻甲**、**中鼻甲**和**下鼻甲**，各鼻甲下方的间隙分别为**上鼻道**、**中鼻道**和**下鼻道**。上鼻甲后上方有**蝶筛隐窝**，下鼻道的前部有**鼻泪管**的开口。

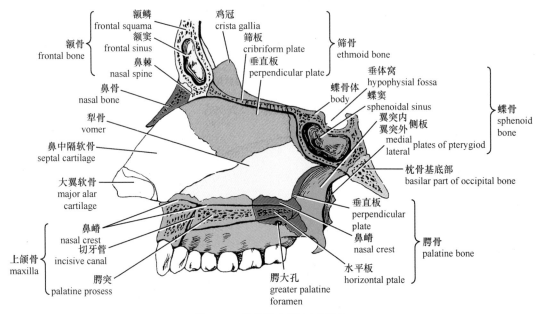

图1-26　骨性鼻中隔（左面观）

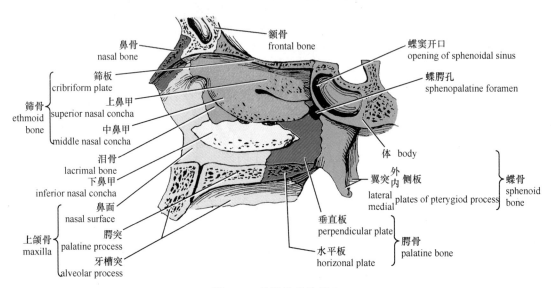

图1-27　骨性鼻腔外侧壁

（3）**鼻旁窦**（图1-26，图1-27，图1-28）：为位于鼻腔周围颅骨内的含气空腔，具有减轻颅骨重量和发音共鸣的作用。鼻旁窦包括**蝶窦**、**筛窦**（分前、中、后三群）、**额窦**和**上颌窦**，均位于同名骨体内。蝶窦开口于蝶筛隐窝，筛窦后群开口于上鼻道，筛窦前、中群及额窦、上颌窦均开口于中鼻道。

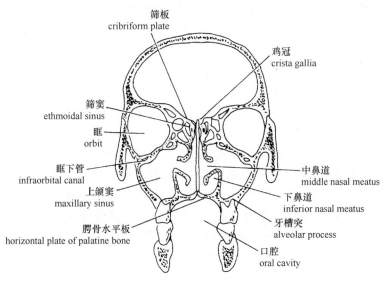

筛板
cribriform plate

鸡冠
crista gallia

筛窦
ethmoidal sinus

眶
orbit

眶下管
infraorbital canal

上颌窦
maxillary sinus

腭骨水平板
horizontal plate of palatine bone

中鼻道
middle nasal meatus

下鼻道
inferior nasal meatus

牙槽突
alveolar process

口腔
oral cavity

图 1-28 颅冠状切面(通过第 3 磨牙)

骨性口腔:由上颌骨、腭骨及下颌骨构成。骨性口腔顶为骨腭,前方正中有切牙孔,后部两侧有一对腭大孔。前壁及外侧壁由上、下颌骨牙槽突围成。

4. 颅底内面观(图 1-29) 颅底内面有呈阶梯状排列的**颅前窝、颅中窝**和**颅后窝**。

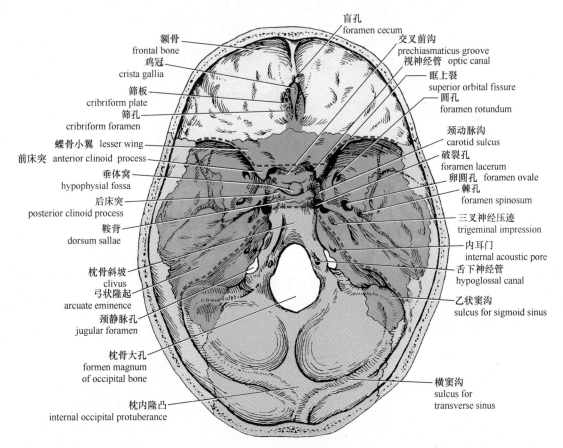

盲孔
foramen cecum

额骨
frontal bone

鸡冠
crista gallia

筛板
cribriform plate

筛孔
cribriform foramen

蝶骨小翼 lesser wing

前床突 anterior clinoid process

垂体窝
hypophysial fossa

后床突
posterior clinoid process

鞍背
dorsum sallae

枕骨斜坡
clivus

弓状隆起
arcuate eminence

颈静脉孔
jugular foramen

枕骨大孔
formen magnum
of occipital bone

枕内隆凸
internal occipital protuberance

交叉前沟
prechiasmaticus groove

视神经管 optic canal

眶上裂
superior orbital fissure

圆孔
foramen rotundum

颈动脉沟
carotid sulcus

破裂孔
foramen lacerum

卵圆孔 foramen ovale

棘孔
foramen spinosum

三叉神经压迹
trigeminal impression

内耳门
internal acoustic pore

舌下神经管
hypoglossal canal

乙状窦沟
sulcus for sigmoid sinus

横窦沟
sulcus for
transverse sinus

图 1-29 颅底内面观

（1）**颅前窝**：正中有向上突起的鸡冠，其两侧的筛板有筛孔通鼻腔。

（2）**颅中窝**：较颅前窝低，其中央由蝶骨体构成，体的上面有容纳垂体的**垂体窝**，窝前方两侧有视神经管。蝶骨体两侧从前向后依次有**眶上裂**、**圆孔**、**卵圆孔**和**棘孔**。在颞骨岩部尖端有**破裂孔**，孔的后外侧壁有**颈动脉管内口**。

（3）**颅后窝**：中央为**枕骨大孔**，其前外缘有舌下神经管内口。枕骨大孔后上有**枕内隆凸**，隆凸两侧有横行向外侧的**横窦沟**，此沟转向前下内称**乙状窦沟**，沟末端终于**颈静脉孔**。颈静脉孔的前内上方有**内耳门**。

5. 颅底外面观（图 1-30）　颅底外面凹凸不平，有许多神经、血管通过的孔裂。颅底前部可见牙槽弓和骨腭，骨腭前正中有**切牙孔**，后两侧有**腭大孔**。骨腭后上方有**鼻后孔**。鼻后孔两侧为蝶骨翼突，翼突根部后外方依次有大的**卵圆孔**和小的**棘孔**。颅底后部中央有**枕骨大孔**，孔两侧有椭圆形隆起的**枕髁**，髁前外上方有**舌下神经管外口**。枕髁外侧有**颈静脉孔**，其前方有**颈动脉管外口**，经颈动脉管达**破裂孔**。颈静脉孔后外侧有细长的**茎突**，茎突后外方为乳突，两突间有**茎乳孔**。乳突前方依次为外耳门、下颌窝、关节结节。颅底外面后部正中的隆起称**枕外隆凸**。

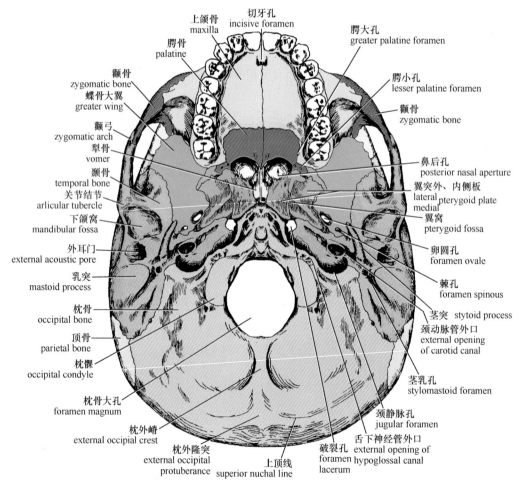

图 1-30　颅底外面观

（四）新生儿颅的特征（图 1-31）

新生儿由于脑和感觉器官发育早,故脑颅远大于面颅。额结节、顶结节和枕鳞都是骨化中心,发育明显,新生儿颅顶呈五角形。颅顶各骨尚未完全发育,骨与骨之间的间隙充满纤维组织,间隙的膜较大称为**颅囟**,主要有前囟和后囟。前囟在生后 1~2 岁闭合。新生儿面颅中的上、下颌骨不发达,无牙,鼻旁窦未发育,眉弓、乳突不明显,故新生儿面颅短,口鼻较小。

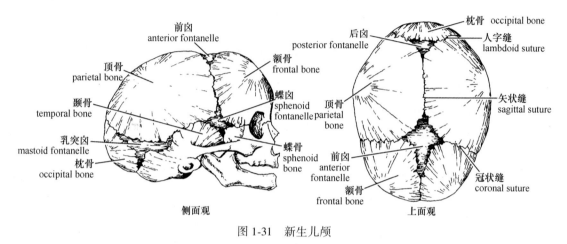

图 1-31 新生儿颅

（五）颅骨的重要骨性标志

1. **颞骨乳突** 在耳廓后方,内有乳突小房。

2. **颧弓** 由颧骨颞突与颞骨颧突结合而成。在弓的上缘线后端即耳廓前方可触及颞浅动脉的搏动。弓中点上方约 4cm,为**翼点**,相当于脑膜中动脉经过之处,弓的下方一横指处,腮腺导管横过咬肌表面。

第三节 四 肢 骨

【目的要求】

（一）掌握内容

1. 上肢骨、下肢骨的组成及重要体表标志。
2. 肩胛骨、肱骨、桡骨、尺骨的形态特点。
3. 髋骨、股骨、胫骨、腓骨的形态特点。
4. 腕骨、跗骨的排列位置。

（二）了解内容

1. 腕骨、掌骨和指骨形态特点。
2. 髌骨形态特点。
3. 跗骨、跖骨和趾骨形态特点。

【标本教具】

1. **上肢骨** 上肢带骨、自由上肢骨。
2. **下肢骨** 下肢带骨、自由下肢骨。
3. 教学视频。

【实习内容】

四肢骨包括上、下肢骨。分别由肢带骨和自由肢体骨组成(见表1-1)。

表1-1 四肢骨的组成

	上肢骨(32×2)		下肢骨(31×2)		
肢带骨	锁骨 肩胛骨		髋骨		
	臂	肱骨	大腿	股骨	髌骨
	前臂	尺骨 桡骨	小腿	胫骨 腓骨	
自由肢骨	手	腕骨	舟、月、三角、豆;大、小、头状、钩。8块	足	跗骨	内、中、外楔、骰内舟;上距、下跟后出头。7块
		掌	5块		跖	5块
		指	14块		趾	14块

一、上 肢 骨

(一) 上肢带骨

1. **锁骨**(图 1-32) 位于胸廓前上部,呈"～"形。其内侧 2/3 凸向前,外侧 1/3 凸向后。上面光滑,下面粗糙。内侧端粗大称**胸骨端**;外侧端扁平称**肩峰端**。

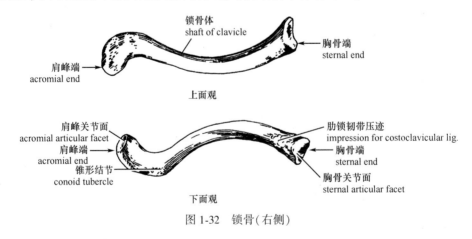

图 1-32 锁骨(右侧)

2. **肩胛骨**(图 1-33) 为三角形肩骨,位于胸廓后部的外上方,可分为三缘、三角和两面。上缘短而薄,外侧部有肩胛切迹,切迹外侧有向前外方伸出的指状突起,称**喙突**。内侧缘薄而长,称脊柱缘。外侧缘肥厚称腋缘。**上角**为上缘与脊柱缘会合处,**下角**为脊柱缘与腋缘会合处。解剖学标准姿势时,其上、下角分别平对第 2 肋和第 7 肋或第 7 肋间;**外侧角**

为上缘与腋缘会合处,朝向外侧的梨形浅窝为**关节盂**。肩胛骨前面微凹,称**肩胛下窝**。后面有向外上方突出的横嵴,称**肩胛冈**,将肩胛骨后面分为**冈上窝**和**冈下窝**,肩胛冈的外侧端宽扁伸向外上方,称**肩峰**。肩胛冈、肩峰、肩胛下角及喙突均可在体表扪及。

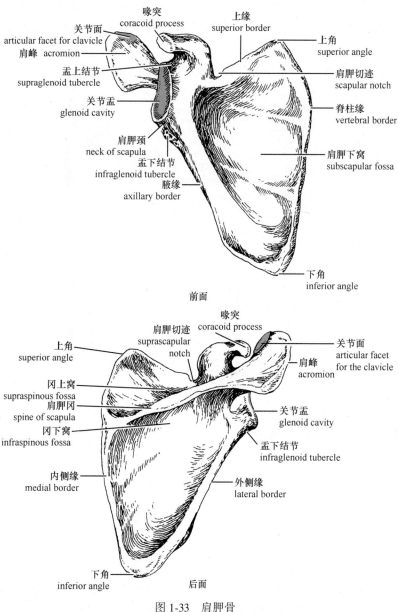

图 1-33　肩胛骨

（二）自由上肢骨

1. 肱骨(图 1-34)　位于上臂,属长骨,可分一体两端。

　　肱骨上端有朝向上后内方呈半球形的**肱骨头**,与肩胛骨的关节盂相关节。肱骨头周围的环状浅沟称**解剖颈**。肱骨头的外侧和前方分别有隆起的**大结节**和**小结节**,两结节分别向下延伸成**大结节嵴**和**小结节嵴**,两结节之间的纵沟称**结节间沟**。两结节下方与体交界处稍细,称**外科颈**。

肱骨体中部外侧面有粗糙隆起称**三角肌粗隆**,为三角肌附着处。后面中部有一自内上斜向外下的浅沟称**桡神经沟**。

肱骨下端两侧有突出的**外上髁**和**内上髁**,内上髁后面有一浅沟称**尺神经沟**。在两髁之间,内侧有滑车样关节面称**肱骨滑车**,与尺骨相关节;外侧有半球形关节面,称**肱骨小头**,与桡骨相关节。滑车前上方有一浅窝称**冠突窝**,后上方的深窝称**鹰嘴窝**。小头前上方的窝,称**桡窝**。

肱骨大结节、内上髁、外上髁和尺神经沟都可在体表扪及。

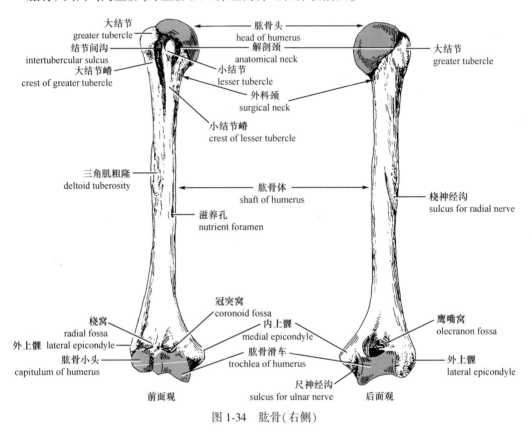

图 1-34 肱骨(右侧)

2. 桡骨(图 1-35)　位于前臂外侧部,上细下粗,分一体两端。上端膨大称**桡骨头**,头上面有关节凹与肱骨小头相关节;头周围的**环状关节面**与尺骨的桡切迹相关节;头下方较细为**桡骨颈**,颈下方后内侧有**桡骨粗隆**。桡骨体呈三棱柱形,内侧缘锐利有骨间膜附着。桡骨下端粗大,前面凹而光滑,后面凸而有纵嵴;下端外侧向下突出部分称**茎突**;下端内侧面有**尺切迹**与尺骨头相关节,下面有**腕关节面**,与腕骨相关节。

桡骨头和桡骨茎突可在体表扪及。

3. 尺骨(图 1-35)　位于前臂内侧部,上粗下细,亦分一体两端。尺骨上端粗大,前面有一半圆形深凹的关节面,称**滑车切迹**,与肱骨滑车相关节。切迹后上方的突起称**鹰嘴**,前下方的突起为**冠突**。冠突外侧面有接桡骨环状关节面的**桡切迹**,冠突下方的粗糙面称**尺骨粗隆**。尺骨体亦为三棱形,外侧缘为锐利的骨间嵴。尺骨下端为**尺骨头**,其前面、外侧和后面的环状关节面与桡骨尺切迹相关节;下面借三角形关节盘与腕骨隔开,头的后内侧向下伸出**尺骨茎突**。

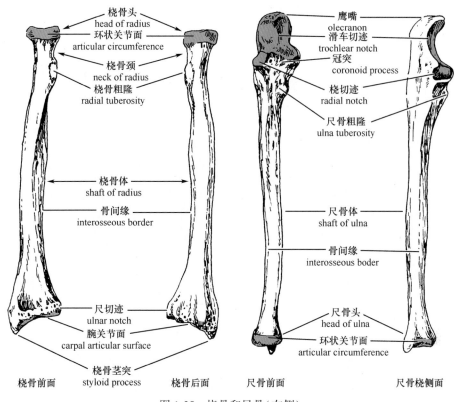

图 1-35 桡骨和尺骨(右侧)

尺骨后缘、尺骨鹰嘴、尺骨头和尺骨茎突都可在体表扪及。

4. 手骨(图 1-36) 手骨包括腕骨、掌骨和指骨。

(1) 腕骨:属短骨,每侧 8 块,排成近、远侧两列。近侧列由桡侧向尺侧依次为:手舟骨、月骨、三角骨、豌豆骨。远侧列由桡侧向尺侧依次为:大多角骨、小多角骨、头状骨、钩骨。各腕骨相邻的关节面连接成腕骨间关节,使掌面形成凹陷的腕骨沟。

(2) 掌骨:属长骨,每侧 5 块,由桡侧向尺侧分别称第 1～5 掌骨。掌骨近侧端为底,接腕骨;中部为体;远侧端为头,与近节指骨相接。

(3) 指骨:属长骨,每侧为 14 块。拇指为两节,分别为近节和远节指骨;其余 4 指均为3 节,分别为近节、中节和远节指骨。

二、下 肢 骨

(一) 下肢带骨

髋骨(图 1-37,图 1-38):由髂骨、坐骨和耻骨组成,三骨体融合处,在外侧面有一大而深的窝称髋臼,与股骨头构成髋关节;在髋臼下方有一大孔称闭孔,活体由闭孔膜封闭。幼年时三块骨借软骨相连,16 岁左右才完全骨化融合成为一块骨。

1. 髂骨 构成髋骨的上部,分髂骨体和髂骨翼两部。髂骨体构成髋臼的上 2/5,髂骨翼上缘为髂嵴,成弓形,髂嵴前、后端分别为髂前上棘和髂后上棘,上棘下方各有髂前下棘和髂后下棘。髂前上棘后 5～7cm 处,髂嵴厚而向外突起,为髂结节。髂骨翼内面的浅窝称髂窝,髂窝下界的骨嵴称弓状线。髂骨翼后下方粗糙的关节面称耳状面。

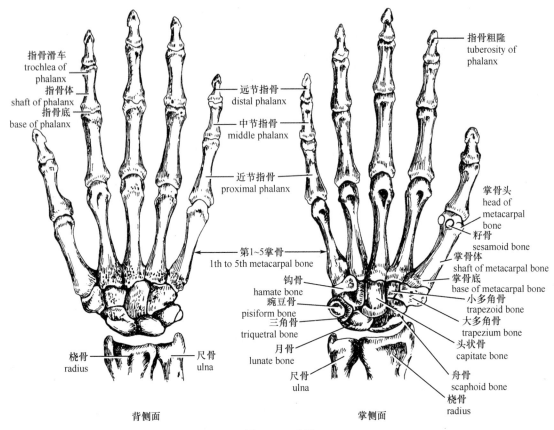

图 1-36　手骨

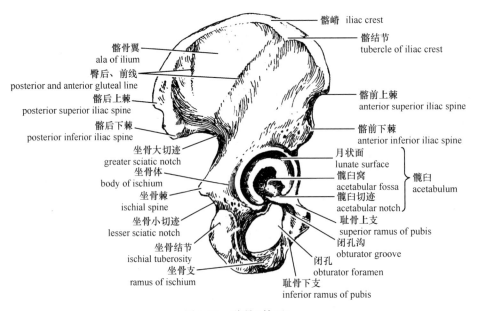

图 1-37　髋骨(外面)

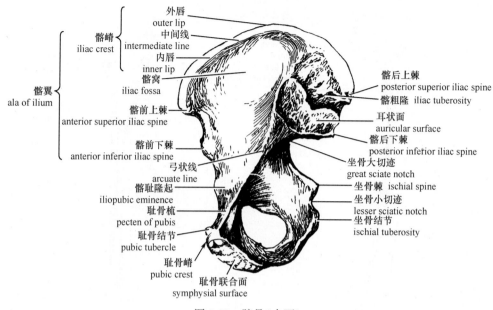

图 1-38　髋骨（内面）

2. 坐骨　构成髋骨的后下部，分**坐骨体**和**坐骨支**。坐骨体构成髋臼的后下 2/5，后缘有尖的**坐骨棘**，棘下方有**坐骨小切迹**；坐骨棘与髂后下棘之间为**坐骨大切迹**。坐骨体伸出坐骨支，坐骨后下部的粗糙隆起为**坐骨结节**。坐骨结节可在体表扪及。

3. 耻骨　构成髋骨的前下部，分**耻骨体**和**耻骨上、下支**。耻骨体组成髋臼的前下 1/5，向前内伸出耻骨上支，再急转向下成为耻骨下支，二者移行处内侧有椭圆形粗糙面，称**耻骨联合面**。耻骨上支上缘有与弓状线相连的锐利骨嵴，称**耻骨梳**，耻骨梳向前的圆形隆起称**耻骨结节**，是重要的体表标志。耻骨结节至耻骨联合面的粗钝上缘为**耻骨嵴**，可在体表扪及。耻骨与坐骨围成闭孔。

（二）自由下肢骨

1. 股骨（图 1-39）　是人体最长最坚实的长骨，长度约为身高的 1/4，分一体两端。

股骨上端有朝向前内上的**股骨头**，与髋臼相关节，头约呈 2/3 球形，头中央稍下有一小凹，称**股骨头凹**。头下外侧缩细部分称**股骨颈**。颈与体连接处，有向上外侧突起的粗糙隆起称**大转子**；向内后下方的突起，称**小转子**。两转子间，前面有**转子间线**，后面有隆起的**转子间嵴**。大转子是重要的体表标志。

股骨体略向前凸，体中段后面有纵行的骨嵴，称**粗线**。粗线上端分叉，向上外延续为**臀肌粗隆**。

股骨下端有向后突出的两个膨大称**内侧髁**和**外侧髁**，两髁的前面、下面和后面都是光滑的关节面，与胫骨相关节。两髁前方的关节面相连为**髌面**，与髌骨相关节。两髁后份的深窝称**髁间窝**。两髁侧面最突起处，分别为**内上髁**和**外上髁**。

大转子、内上髁和外上髁都可在体表扪及。

2. 髌骨（图 1-40）　是人体最大的籽骨，位于股骨下端前面。髌骨上宽下尖，前面粗糙，后面有光滑的关节面。髌骨位于皮下，易骨折。

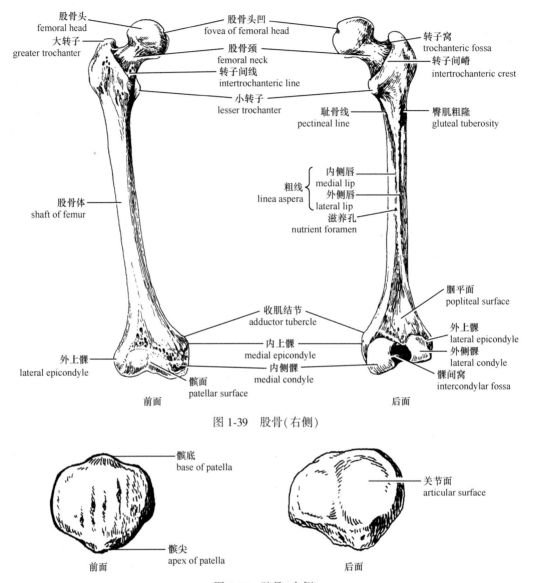

图 1-39 股骨(右侧)

图 1-40 髌骨(右侧)

3. 胫骨(图 1-41) 位于小腿内侧,可分一体两端。胫骨上端膨大,向两侧突出,形成**内侧髁**和**外侧髁**,两髁上面各有接股骨内侧髁和外侧髁的关节面,关节面之间有**髁间隆起**。外侧髁的后下方有与腓骨头相关节的**腓关节面**。胫骨体呈三棱柱形,前缘和内侧面位于皮下,前缘上端隆起称**胫骨粗隆**。胫骨下端稍膨大,其外侧面有接腓骨的**腓切迹**。下端内侧向下的突起称**内踝**。下端下面及内踝的外侧面有关节面与距骨相关节。

内侧髁、外侧髁、内踝和胫骨粗隆可在体表扪及。

4. 腓骨(图 1-41) 位于小腿外侧部,细长。上端略膨大为**腓骨头**,上面有与胫骨相关节的关节面,头下缩细为**腓骨颈**。下端向后下突出,形成**外踝**,其内侧面有与距骨相关节的关节面。

腓骨头和外踝可在体表扪及。

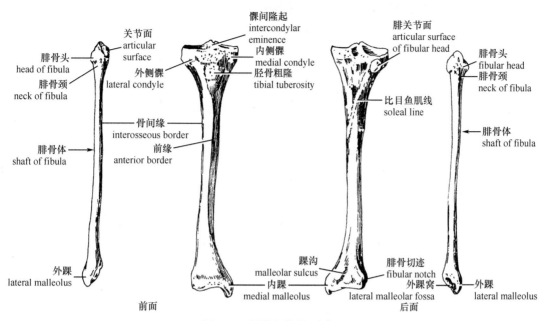

图 1-41 胫骨和腓骨(右侧)

5. 足骨(图 1-42) 包括跗骨、跖骨和趾骨。

（1）**跗骨**：属于短骨，共 7 块，可分前、中、后三列。后列上方为**距骨**、下方为**跟骨**；中列为距骨前方的**足舟骨**；前列为**内侧楔骨**、**中间楔骨**、**外侧楔骨**和跟骨前方的**骰骨**。

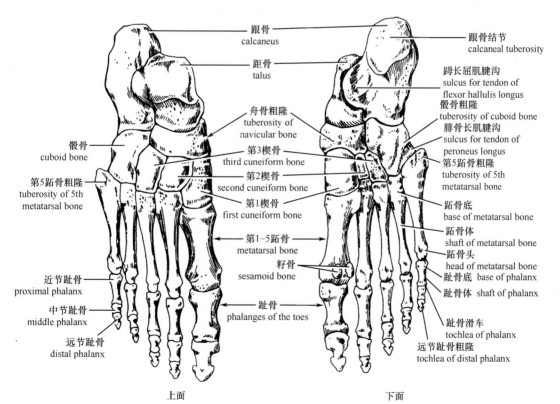

图 1-42 足骨(右侧)

距骨上面有前宽后窄的关节面,称**距骨滑车**。跟骨向后的隆突为**跟骨结节**。

（2）**跖骨**:属长骨,共 5 块,由内侧向外侧依次为第 1~5 跖骨,形状和排列与掌骨相似,较掌骨粗大。

（3）**趾骨**:共 14 块。形态和命名与手指骨类似。

复 习 思 考

1. 利用实验室的散骨标本,拼凑人体骨骼。

2. 在人体自身上,可以触摸到哪些骨性标志?

3. 识别主要骨的解剖结构特点。

4. 运用椎骨特点,分辨出颈椎、胸椎和腰椎。

（李良文）

第二章 关 节 学

第一节 总 论

【目的要求】

（一）掌握内容

滑膜关节的基本结构及辅助结构。

（二）了解内容

1. 骨连结的形态分类及功能意义。
2. 纤维连结、软骨连结和骨性结合的基本形式和结构特征。
3. 关节的分类。

【标本教具】

1. 人体骨架。
2. 完整及剖开的颞下颌关节、肩关节、髋关节、膝关节标本。
3. 矢状切椎骨间连结标本。
4. 幼儿整颅标本。

【实习内容】

骨与骨之间借纤维结缔组织、软骨或骨相连称关节或骨连结。根据骨连结的不同方式，分为直接连结和间接连结两大类。

一、直 接 连 结

骨与骨之间借纤维结缔组织、软骨或骨直接连结，其间无腔隙，连结较牢固。这种连结可分为纤维连结、软骨连结及骨性结合三类(图2-1)。

（一）纤维连结

1. 缝 在整颅标本上观察，位于相邻顶骨间的矢状缝，顶骨与额骨间的冠状缝以及顶骨与枕骨间的人字缝。

2. 韧带连结 在矢状切椎骨间连结标本上，观察相邻椎骨棘突之间的棘间韧带及连结椎弓板的黄韧带。

（二）软骨连结

1. 透明软骨结合 在幼儿整颅标本上，观察蝶骨与枕骨之间的透明软骨结合。

2. 纤维软骨结合 在矢状切椎骨间连结标本上，观察椎体之间的椎间盘，为纤维软骨结合。

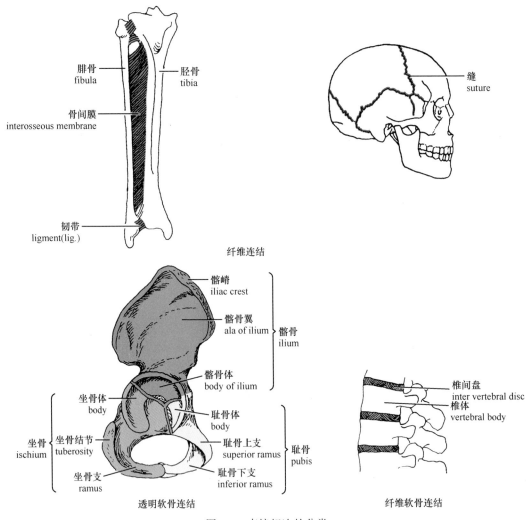

图 2-1　直接相连的分类

（三）骨性结合

骨性结合为骨与骨之间借骨组织相连。观察各骶椎骨之间的骨性结合及髂骨、耻骨、坐骨之间在髋臼处的骨性结合。

二、间 接 连 结

间接连结又称**关节**或**滑膜关节**。骨与骨之间借结缔组织囊相连,相对骨面间有腔隙,腔内充以滑液,关节能活动。

（一）关节的基本构造

每个关节都具有关节面、关节囊和关节腔 3 种基本结构。取关节囊完整的肩关节或髋关节标本,取切开关节囊的肩关节或髋关节标本,取去除关节软骨 $1cm^2$ 的肩关节或髋关节标本进行观察。

1. 关节面　每一个关节至少包括两个关节面,一般为一凸一凹。凸者为关节头,凹者为关节窝。关节面上覆盖有关节软骨。

2. 关节囊 是由纤维结缔组织膜构成的囊,附着于关节面周缘及其附近的骨面上,并与骨膜融合,它包裹关节,密闭关节腔。可分为外层的纤维膜和内层的滑膜。滑膜紧贴于纤维膜内面,能产生滑液。

3. 关节腔 由关节囊滑膜和关节软骨共同围成的密闭腔隙,内有少量滑液。

(二) 关节的辅助结构

关节的辅助结构,包括**韧带**、**关节盘**、**关节唇**、**滑膜囊**和**滑膜襞**等。在完整膝关节标本上,观察连于股骨外上髁与腓骨头之间的腓侧副韧带以及连于股骨内上髁与胫骨内侧髁的胫侧副韧带,两者为囊外韧带。在剖开的膝关节标本上,观察两条交叉韧带,这是囊内韧带。在剖开的膝关节标本上,可见关节盘位于两相邻的关节面之间。关节盘的周缘厚,附着于关节囊内面,中央稍薄。关节盘将关节腔分为两部。膝关节内的关节盘呈半月形,称半月板。在正中矢状位剖开的膝关节标本上,观察滑膜襞、滑膜囊(髌上囊)。在打开关节囊的肩关节标本上,观察附于关节盂周缘的纤维软骨环,即为关节唇。

复习思考题

1. 描述关节的基本构造和运动形式。
2. 描述关节的辅助结构及功能。

第二节 中轴骨连结

【目的要求】

(一) 掌握内容

1. 椎间盘的形态结构。
2. 前纵韧带、后纵韧带和黄韧带的位置和功能。
3. 脊柱的构成、生理性弯曲及运动。
4. 胸廓的构成、胸廓上口和胸廓下口的围成及形态。
5. 骨性胸廓的整体观和运动。
6. 颞下颌关节的组成、结构特点及运动。

(二) 了解内容

1. 椎弓间其他韧带的名称、位置及作用。
2. 寰枕、寰枢关节和关节突关节的连结。
3. 肋与胸骨和胸椎的连结。

【标本教具】

1. 人体骨架。
2. 完整脊柱(保留各韧带)标本,矢状位切开脊柱标本,椎间盘水平位切开标本,寰枕和寰枢连结标本,关节突关节标本。
3. 胸前壁(示胸锁及胸肋关节),肋椎连结标本。

4. 完整和矢状位剖开的颞下颌关节标本。

5. 整颅标本。

【实习内容】

一、躯干骨的连结

躯干骨包括椎骨、骶骨、尾骨、肋及胸骨,它们借骨连结形成脊柱和胸廓。

(一) 脊柱

脊柱由 24 块椎骨、1 块骶骨和 1 块尾骨互相连结而成。

1. 椎骨间的连结 可分为椎体间的连结和椎弓间的连结(图 2-2)。取矢状切椎骨间连结标本、寰枕和寰枢连结标本观察。

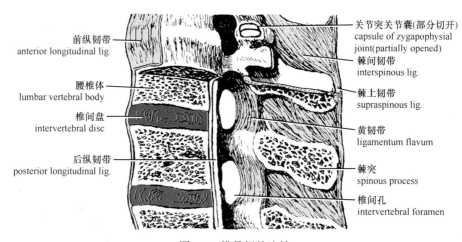

图 2-2 椎骨间的连结

（1）**椎体间的连结**:椎体之间借椎间盘、前纵韧带和后纵韧带相连。在完整的脊柱标本、矢状位切开脊柱标本、椎间盘水平位切开标本上观察,可见连于相邻椎体间的纤维软骨盘,即椎间盘。其中央部分为胶状物质称髓核,周围部分为呈同心圆排列的纤维环。紧贴椎体的前、后面,分别可见到坚韧的纵向走行的前纵韧带和后纵韧带。

（2）**椎弓间的连结**:包括椎弓板、各突起之间的韧带连结和上、下关节突之间的滑膜关节连结(图 2-2)。在矢状切脊柱标本上,可见连于相邻两椎弓板之间由弹性纤维构成的黄韧带。连于相邻两棘突之间的棘间韧带,其前缘与黄韧带相接。连接各棘突末端的纵行韧带为棘上韧带,其前缘与棘间韧带相融合。在关节突关节标本上,可见由相邻两椎骨的上、下关节突的关节面构成的关节突关节。

（3）**寰椎与枕骨及枢椎的关节**:在骨架标本上,观察寰枕关节的构成,寰枕关节为由两侧枕髁与寰椎侧块的上关节凹构成的联合关节。在显示寰枢关节的标本上,观察由寰椎侧块的下关节面与枢椎的上关节面构成的寰枢外侧关节以及由枢椎齿突与寰椎前弓后方的齿突凹和寰椎横韧带构成的寰枢正中关节。

2. 脊柱的整体观 从骨架标本上观察脊柱的前面,可见椎体从上到下逐渐加宽,到第 2 骶椎为最宽,由骶骨耳状面以下,体积逐渐缩小(图 2-3)。从后面观察脊柱,可见所有棘突连贯成纵嵴,位于后正中线上。颈椎棘突短而分叉,近水平位。胸椎棘突长而倾向后下方,呈叠瓦状。腰椎棘突呈板状,水平向后方,棘突间间隙较宽。从侧面观察脊柱,可见成人脊柱有 4 个生理性弯曲:即颈曲、胸曲、腰曲、骶曲。颈曲和腰曲凸向前,胸曲和骶曲凸向后。

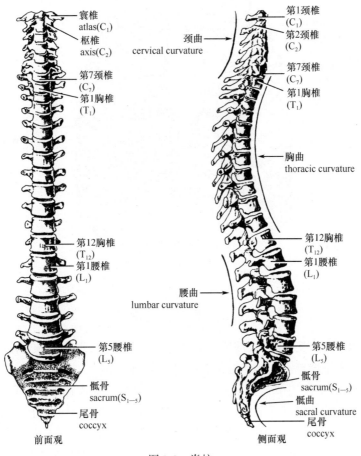

图 2-3 脊柱

(二) 胸廓

胸廓由胸椎、肋及胸骨连结而成。构成胸廓的关节主要有肋椎关节和胸肋关节。

1. 肋椎关节　取肋骨与胸椎连结的标本观察,可见肋骨后端与胸椎之间构成的肋椎关节,包括肋头关节和肋横突关节。肋头关节由肋头的关节面与相应的胸椎肋凹构成,肋横突关节由肋结节关节面与相应的横突肋凹构成。

2. 胸肋关节　取胸前壁显示胸锁关节及胸肋关节的标本观察,可见由第 2~7 肋软骨与胸骨相应的肋切迹构成的胸肋关节。可见第 1 肋与胸骨柄之间形成的软骨连结,第 8~10 肋软骨的前端与上位肋软骨相连所形成的肋弓。

3. 胸廓的形态　观察骨架标本,可见成人胸廓呈前后略扁的圆锥形,上窄下宽(图 2-4)。胸廓有上、下两口和前、后、外侧壁。胸廓上口较小,由胸骨柄上缘、第 1 肋和第 1 胸椎围成。胸廓下口由第 12 胸椎、第 11 及 12 肋前端、肋弓及剑突构成。两侧肋弓在中线构成向下开放的胸骨下角。胸廓前壁最短,后壁较长,外侧壁最长。相邻两肋之间称肋间隙。

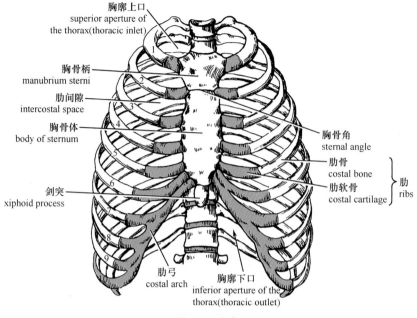

图 2-4 胸廓

二、颅骨的连结

各颅骨之间多为直接连结,大部分形成缝。取整颅标本,观察各颅骨之间形成的缝,如冠状缝、矢状缝、人字缝等。间接连接仅有一对颞下颌关节。

颞下颌关节:颞下颌关节又称下颌关节。在下颌关节整体标本上,可见该关节由下颌骨的下颌头与颞骨的下颌窝及关节结节构成(图 2-5)。关节囊松弛,上方附于下颌窝和关节结节的周缘,下方附于下颌颈。囊外有从颧弓根部至下颌颈的外侧韧带加强。在矢状切的颞下颌关节标本上,可见关节囊内有椭圆形的关节盘,关节盘的周缘与关节囊相连,将关节腔分为上、下两部分。关节盘前凹后凸,与关节结节和下颌窝的形态相对应。下颌关节的关节囊前部薄弱,故下颌关节易向前脱位。

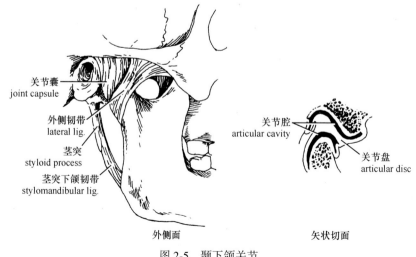

图 2-5 颞下颌关节

复习思考题

1. 描述椎骨间的连结。

2. 描述椎间盘的构造和功能。为什么椎间盘突出多见于腰椎,而且多向后外突出?

3. 描述脊柱的组成和生理弯曲。

第三节 四肢骨连结

【目的要求】

(一)掌握内容

1. 肩关节、肘关节、桡腕关节、拇指腕掌关节的组成、结构特点及运动。

2. 骨盆的组成、分部,骨盆上、下口的围成,坐骨大、小孔的围成,骨盆的性别差异。

3. 髋关节、膝关节、距小腿关节的组成、结构特点和运动。

4. 足弓的构成及功能。

(二) 了解内容

1. 腕掌关节、掌指关节和指间关节的组成、结构特点及运动。

2. 骶髂关节、跗骨间关节、跗跖关节、跖趾关节和趾间关节的组成和运动。

【标本教具】

1. 人体骨架。

2. 胸锁及胸肋连结标本,肩关节整体标本及冠状切标本,肘关节整体标本及切开肘关节囊标本,手关节冠状切标本,桡、尺骨连结标本。

3. 骨盆(干、湿)标本。

4. 髋关节整体标本及剖开髋关节囊标本,膝关节整体及剖开标本,足关节整体及水平切标本,胫、腓骨连结标本。

【实习内容】

一、上肢骨的连结

上肢骨的连结包括上肢带骨的连结和自由上肢骨的连结。

(一) 上肢带骨的连结

1. 胸锁关节　在显示胸锁及胸肋连结标本上,可见胸锁关节由锁骨的胸骨端与胸骨的锁切迹及第一肋软骨的上面构成(图 2-6)。该关节的关节囊较坚韧,周围有韧带加强。囊内有关节盘将关节腔分为外上及内下两部分。

2. 肩锁关节　在肩关节整体标本上,可见肩锁关节由锁骨的肩峰端与肩峰的关节面构成。

3. 喙肩韧带　在肩关节整体标本上,可见喙肩韧带连于肩胛骨喙突与肩峰之间,与喙突、肩峰共同构成喙肩弓(图 2-7),可防止肱骨头向上脱位的作用。

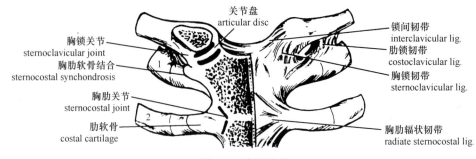

图 2-6　胸锁关节

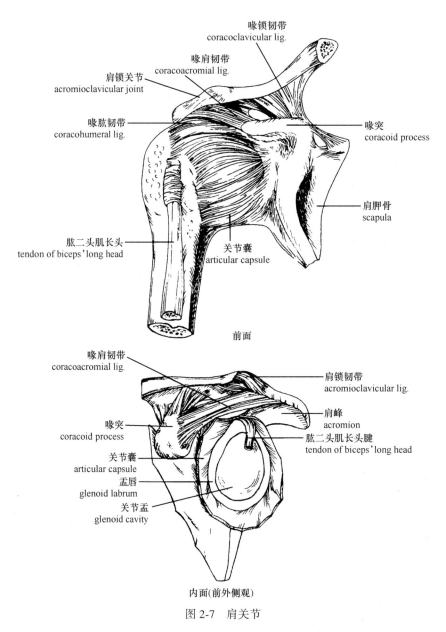

图 2-7　肩关节

（二）自由上肢骨的连结

1. 肩关节 在肩关节整体标本和冠状切标本上,可见肩关节由肱骨头与肩胛骨的关节盂构成(图2-7)。肱骨头呈半球形,面积较大,关节盂小而浅,其周缘有由纤维软骨构成的盂唇。肩关节囊薄而松弛,分别附着于关节盂周缘及肱骨解剖颈,其内侧达外科颈。**肱二头肌长头腱**起于盂上结节,在关节囊内越过肱骨头上方,经结节间沟穿出关节囊。关节囊的上壁有连结喙突至肱骨大结节的**喙肱韧带增强**。

2. 肘关节 取肘关节整体标本和关节囊切开的肘关节标本观察,可见该关节由肱骨下端与桡、尺骨上端构成(图2-8),包括3个关节:①**肱尺关节**:由肱骨滑车与尺骨滑车切迹构成;②**肱桡关节**:由肱骨小头与桡骨头关节凹构成;③**桡尺近侧关节**:由桡骨环状关节面与尺骨桡切迹构成。三个关节包在一个关节囊内。肘关节的关节囊前后较薄,两侧坚韧分别形成桡侧副韧带和尺侧副韧带。**桡侧副韧带**起自肱骨外上髁,向下止于桡骨环状韧带;**尺侧副韧带**起自肱骨内上髁,向下止于尺骨滑车切迹内侧缘;**桡骨环状韧带**位于桡骨环状关节面的周围,两端附于尺骨桡切迹的前、后缘,与尺骨桡切迹共同构成一个上口大、下口小的漏斗形骨纤维环,容纳桡骨头。

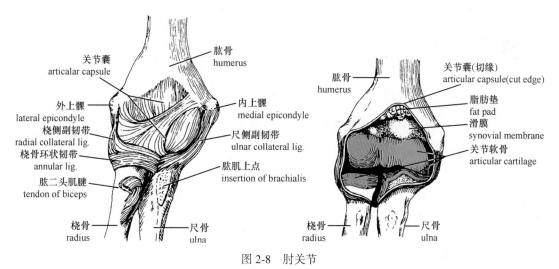

图 2-8 肘关节

3. 桡骨与尺骨的连结 桡骨与尺骨借桡尺近侧关节、桡尺远侧关节和前臂骨间膜相连。在桡、尺骨连结标本上,可见前臂骨间膜为一坚韧的结缔组织膜,连于尺骨和桡骨的骨间缘,纤维方向从桡骨斜向下内达尺骨。桡尺近侧关节参与肘关节的组成。桡尺远侧关节由尺骨头环状关节面构成关节头,桡骨的尺切迹及其下缘至尺骨茎突根部的关节盘共同构成关节窝。关节盘为三角形的纤维软骨板,将尺骨头与腕骨分开。关节囊松弛,附于关节面和关节盘周缘。

4. 手关节 包括桡腕关节、腕骨间关节、腕掌关节、掌骨间关节、掌指关节和指间关节(图2-9)。

（1）**桡腕关节**:由桡骨的腕关节面和尺骨头下方的关节盘共同构成关节窝,手的舟骨、月骨及三角骨的近侧关节面共同构成关节头。关节囊松弛,周围有韧带加强。

（2）**腕骨间关节**:为相邻各腕骨之间构成的关节,各关节腔彼此相通。

（3）**腕掌关节**:由远侧列腕骨与5个掌骨底构成。其中**拇指腕掌关节**由大多角骨与第1掌骨底构成。

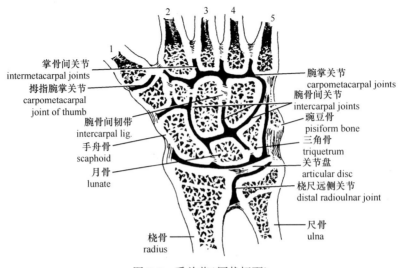

图 2-9　手关节(冠状切面)

（4）**掌骨间关节**：为第 2~5 掌骨底相互之间的关节，关节腔与腕掌关节腔交通。

（5）**掌指关节**：由 5 个掌骨头与近节指骨底构成。

（6）**指骨间关节**：由各指相邻两节指骨的底和滑车构成。

二、下肢骨的连结

下肢骨的连结包括下肢带骨的连结和自由下肢骨的连结。

（一）下肢带骨的连结

1. 骶髂关节　在显示韧带的骨盆标本上观察，可见骶髂关节由骶骨和髂骨的耳状面构成（图 2-10）。关节面凹凸不平，关节囊紧张，其前、后方分别有骶髂前、后韧带加强，关节后上方尚有骶髂骨间韧带加强。

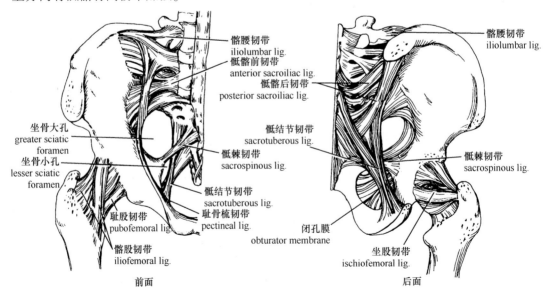

图 2-10　骨盆韧带(前、后面)

2. **髋骨与脊柱间的韧带连结** 在骨盆标本上观察下列韧带(图 2-10)。

(1) **髂腰韧带**:从第 5 腰椎横突横行至髂嵴后上部。

(2) **骶结节韧带**:位于骨盆后方,起于骶、尾骨的侧缘,呈扇形集中附于坐骨结节内侧缘。

(3) **骶棘韧带**:位于骶结节韧带的前方,呈三角形,从骶、尾骨的侧缘连至坐骨棘。骶棘韧带与坐骨大切迹围成坐骨大孔,骶棘韧带、骶结节韧带和坐骨小切迹围成坐骨小孔。

3. **耻骨联合** 在骨盆标本的前部观察,可见耻骨联合由两侧耻骨联合面借纤维软骨构成的耻骨间盘连结构成。耻骨间盘内有一矢状位的裂隙。在耻骨联合的上、下缘分别有耻骨上韧带和耻骨弓状韧带加强(图 2-11)。

4. **髋骨的固有韧带** 即闭孔膜,封闭闭孔,闭孔膜与耻骨上支之间有一闭膜管,有血管、神经通过。

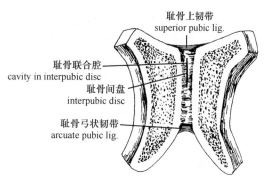

图 2-11 耻骨联合

5. **骨盆** 在骨盆骨标本和连接标本上观察,可见骨盆由骶、尾骨和左、右髋骨以及其间的骨连结构成(图 2-12)。人体直立时,骨盆向前倾斜,两侧髂前上棘与两侧耻骨结节位于同一冠状面内,尾骨尖与耻骨联合上缘位于同一水平面上。骨盆由界线分为上方的大骨盆和下方的小骨盆。**界线**为由骶骨岬、弓状线、耻骨梳、耻骨结节、耻骨嵴至耻骨联合上缘构成的环形线。**小骨盆**又分为骨盆上口、骨盆下口及骨盆腔。骨盆上口由界线围成。骨盆下口由尾骨尖、骶结节韧带、坐骨结节、坐骨支、耻骨下支和耻骨联合下缘围成,呈菱形。两侧坐骨支及耻骨下支连成耻骨弓。它们之间的夹角称耻骨下角,男性为 70°～75°,女性为 90°～100°。骨盆上、下口之间的内腔为骨盆腔。小骨盆腔的前壁短,侧壁及后壁较长。骨盆的性别差异:从青春期开始,骨盆的形状出现性别差异,女性骨盆主要具有以下特点:骨盆外形短而宽,骨盆上口近似圆形,较宽大,骨盆下口较大,骶骨宽短而曲度小,耻骨下角较大,可达 90°～100°(男性为 70°～75°)。

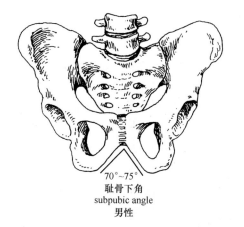

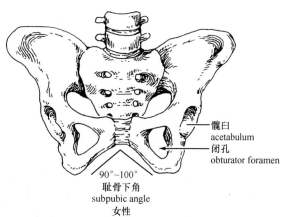

图 2-12 男、女骨盆

(二) 自由下肢骨的连结

1. 髋关节　在髋关节整体标本及关节囊剖开的髋关节标本上观察,髋关节由髋臼和股骨头构成(图 2-13)。髋臼周缘有环行的髋臼唇,以加深髋臼。髋臼横韧带封闭髋臼切迹。髋关节囊厚而坚韧,上方附于髋臼周缘及髋臼横韧带,下方附于股骨颈,前面达转子间线,后面仅包裹股骨颈的内侧 2/3,外 1/3 露于囊外。故股骨颈骨折有囊内骨折和囊外骨折之分。关节囊周围有多条韧带加强,主要韧带如下。

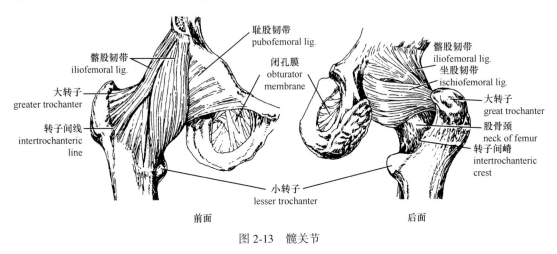

前面　　　　　　　　　　　　　　　后面

图 2-13　髋关节

（1）**髂股韧带**:起自髂前下棘,呈人字形向下经关节囊前方止于转子间线。

（2）**股骨头韧带**:位于关节囊内,连于股骨头凹与髋臼横韧带之间,为滑膜所包被,内含营养股骨头的血管。

（3）**耻股韧带**:由耻骨上支向下外融合于关节囊的前下壁。

（4）**坐股韧带**:从坐骨体斜向上外,与关节囊后部融合,止于大转子根部。

（5）**轮匝带**:由关节囊的深层纤维环形增厚构成,围绕股骨颈。

2. 膝关节　在膝关节整体及剖开标本上观察,可见膝关节由股骨下端、胫骨上端及髌骨构成。其中股骨的内、外侧髁分别与胫骨的内、外侧髁相对,髌骨与股骨的髌面相对。膝关节的关节囊薄而松弛,附于各关节面的周缘,关节囊周围有多条韧带加强(图 2-14,图 2-15)。膝关节主要的韧带如下。

（1）**髌韧带**:为股四头肌腱的中央部纤维,从髌骨向下止于胫骨粗隆。

（2）**腓侧副韧带**:位于关节囊的外侧,起自股骨外上髁,向下至腓骨头,与关节囊之间留有间隙。

（3）**胫侧副韧带**:位于关节囊的内侧,起自股骨内上髁,向下止于胫骨内侧髁的内侧面,与关节囊及内侧半月板紧密结合。

（4）**腘斜韧带**:位于关节囊的后壁,从胫骨内侧髁至股骨外上髁,部分纤维与关节囊融合。

（5）**膝交叉韧带**:位于膝关节囊内,分为前、后两条交叉韧带。**前交叉韧带**起于胫骨髁间隆起的前方,斜向后外上方,附于股骨外侧髁的内侧面;**后交叉韧带**起于髁间隆起的后方,斜向前内上方,附于股骨内侧髁的外侧面。此外,在股骨内、外侧髁与胫骨内、外侧髁的关节面之间,有两块由纤维软骨构成的半月板,分别称内侧半月板和外侧半月板(图 2-16)。**内侧半月**

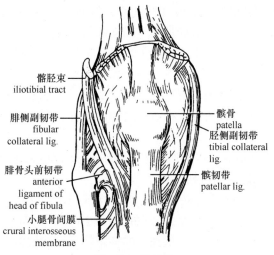

髂胫束
iliotibial tract

腓侧副韧带
fibular
collateral lig.

腓骨头前韧带
anterior
ligament of
head of fibula

小腿骨间膜
crural interosseous
membrane

髌骨
patella

胫侧副韧带
tibial collateral
lig.

髌韧带
patellar lig.

图 2-14　膝关节

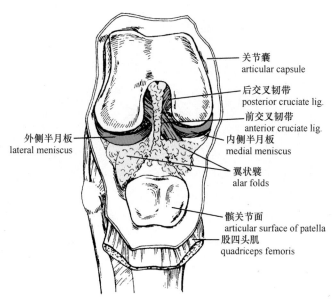

关节囊
articular capsule

后交叉韧带
posterior cruciate lig.

前交叉韧带
anterior cruciate lig.

内侧半月板
medial meniscus

翼状襞
alar folds

髌关节面
articular surface of patella

股四头肌
quadriceps femoris

外侧半月板
lateral meniscus

图 2-15　膝关节内结构

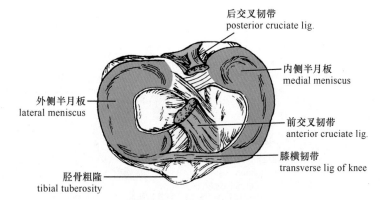

后交叉韧带
posterior cruciate lig.

内侧半月板
medial meniscus

外侧半月板
lateral meniscus

前交叉韧带
anterior cruciate lig.

膝横韧带
transverse lig of knee

胫骨粗隆
tibial tuberosity

图 2-16　膝关节半月板

板较大,呈"C"形,**外侧半月板**较小,近似"O"形,半月板的外缘与关节囊相连。半月板下面平整,上面凹陷,周边厚,中间薄,两端借韧带连于胫骨髁间隆起。关节囊的滑膜层在髌骨上缘,向上突出于股四头肌的深面形成髌上囊和位于髌韧带与胫骨之间的髌下深囊。在髌骨下方的中线两侧,部分滑膜层突向关节腔内形成一对翼状襞,襞内含有脂肪组织。

3. **胫腓骨的连结**　在胫、腓骨连结标本上观察,可见胫、腓骨的连结上端由胫骨的腓关节面与腓骨头构成的胫腓关节;两骨干相对缘之间的小腿骨间膜;两骨下端借胫腓前、后韧带连结。

4. **足关节**　在足关节整体及水平切标本上观察,足关节包括距小腿关节、跗骨间关节、跗跖关节、跖骨间关节、跖趾关节和趾间关节。

(1) **距小腿关节**:由胫、腓骨下端与距骨滑车构成(图 2-17)。关节囊前、后部薄而松弛,两侧有韧带加强。内侧韧带较强厚,呈三角形,起于内踝尖,向下呈扇形展开,止于足舟骨、距骨及跟骨;外侧韧带较薄弱,由三条独立的韧带构成:前部的距腓前韧带、中部的跟腓韧带和后部的距腓后韧带。三条韧带均起于外踝,分别向前、下、后内止于距骨及跟骨。

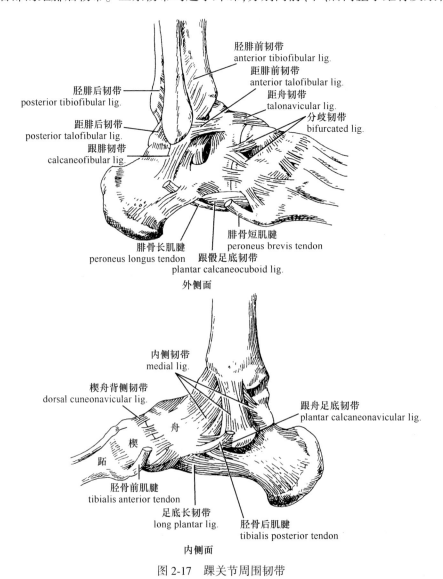

图 2-17　踝关节周围韧带

（2）**跗骨间关节**：为各跗骨之间的关节，其中较重要的是距跟关节、距跟舟关节和跟骰关节（图 2-18）。距跟舟关节和跟骰关节合称跗横关节，关节线横过跗骨中份，呈横位的"S"形，内侧部凸向前，外侧部凸向后，临床上常沿此线作足的断离手术。各跗骨之间还借许多坚强的韧带相连结。主要的韧带有：跟舟足底韧带，位于足底，连于跟骨与足舟骨之间，对维持足弓起重要作用。分歧韧带呈"Y"字形，位于足背，起于跟骨背面，向前分为两股，止于足舟骨和骰骨。

（3）**跗跖关节**：由 3 块楔骨和骰骨的前端与 5 块跖骨底构成。

（4）**跖骨间关节**：位于第 2~5 跖骨底的毗邻面之间。

（5）**跖趾关节**：由跖骨头与近节趾骨底构成。

（6）**趾骨间关节**：由各趾相邻两节趾骨的底与滑车构成。

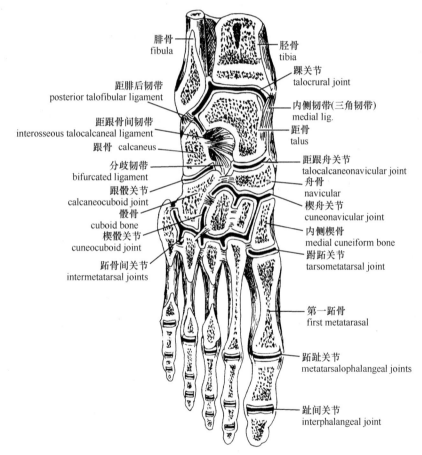

图 2-18　足关节（水平切面）

5. 足弓　跗骨和跖骨借骨连结形成的凸向上的弓形结构称足弓。可分为前后方向的内、外侧纵弓和内外方向的一个横弓。内侧纵弓由跟骨、距骨、舟骨、3 块楔骨和内侧 3 块跖骨连结构成，内侧纵弓的前端承重点在第 1 跖骨头，后端承重点在跟骨的跟骨结节。外侧纵弓由跟骨、骰骨和外侧 2 块跖骨连结构成。弓的最高点在骰骨，其前端承重点在第 5 跖骨头。横弓由骰骨、3 块楔骨及跖骨连结构成，弓的最高点在中间楔骨。

复习思考题

1. 比较肩关节和髋关节的组成、结构特点和运动有何异同？
2. 膝关节有哪些辅助结构？它们分别有何作用？
3. 足弓如何组成？有何作用？

（代小思）

第三章 肌 学

第一节 总 论

【目的要求】

（一）掌握内容

肌的形态、构造和分类。

（二）了解内容

1. 肌的起止、配布和作用。
2. 肌的辅助装置。

【标本教具】

1. 全身肌标本。
2. 视频资料。

【实习内容】

肌根据构造不同可分为平滑肌、心肌和骨骼肌。心肌和平滑肌属于不随意肌，骨骼肌为随意肌，每块肌都是一个器官，都有一定的位置、形态、结构和血管、神经，他们大多附着于骨和关节的周围，收缩和舒张产生运动。全身的肌按所在的部位可分为头肌、颈肌、躯干肌、上肢肌和下肢肌。

一、肌的形态和构造

肌的外形大致可分为**长肌**、**短肌**、**阔肌**和**轮匝肌** 4 种。每块骨骼肌包括**肌腹**和**肌腱**两部分。阔肌的腱性部分成薄膜状，称**腱膜**。

二、肌的辅助装置

肌的辅助装置包括筋膜、滑膜囊和腱鞘，具有保持肌的位置、减少摩擦和保护的作用。

1. 筋膜　有浅筋膜和深筋膜。浅筋膜位于真皮之下，由疏松结缔组织构成，深筋膜由致密结缔组织构成，位于浅筋膜的深面，包被在肌的表面，随肌的分层而分层，在四肢可附着于骨，构成肌间隔等。

2. 滑膜囊　为封闭的结缔组织小囊，位于腱与骨面接触处。

3. 腱鞘　是包于肌腱外面的鞘管，位于肌腱活动度较大的部位，分为纤维层和滑膜层，滑膜层又称为腱滑膜鞘。

第二节 头肌、颈肌

【目的要求】

(一) 掌握内容

1. 咀嚼肌的组成,咬肌、颞肌的起止、作用。
2. 胸锁乳突肌和前斜角肌的起止、作用。掌握斜角肌间隙的围成及通过结构。
3. 头颈肌重要的肌性标志。

(二) 了解内容

1. 面肌的组成、分布特点。
2. 颈肌的分群及各群的组成和作用。

【标本教具】

1. 表情肌和咀嚼肌标本、颈肌标本。
2. 头颈肌模型。
3. 视频资料。

【实习内容】

一、头 肌

头肌分面肌和咀嚼肌。

(一) 面肌(图 3-1)

特点:起于颅骨,止于面部皮肤。功能:牵拉皮肤产生各种表情。分布:肌纤维以环形和辐射状于面部孔、裂的周围。

(1) 颅顶肌:**枕额肌**。

(2) 眼轮匝肌。

(3) 口周围肌:**口轮匝肌**、**颊肌**、鼻肌。

(二) 咀嚼肌

包括咬肌、颞肌、翼内肌、翼外肌(图 3-1,图 3-2)。

1. 咬肌 起点:颧弓下缘和内面;止点:咬肌粗隆;作用:上提下颌骨。

2. 颞肌 起点:颞窝;止点:下颌骨冠突;作用:上提下颌骨,后部纤维使下颌骨向后。

二、颈 肌

(一) 颈浅肌群

包括:颈阔肌、胸锁乳突肌。

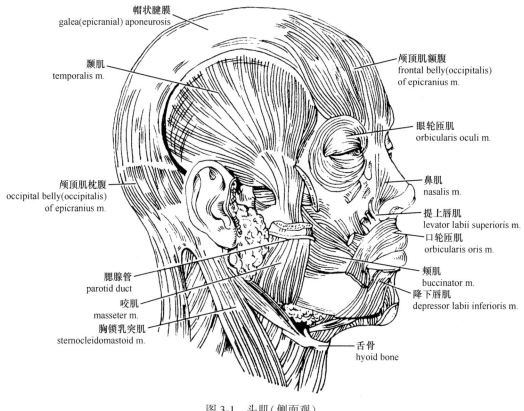

图 3-1 头肌(侧面观)

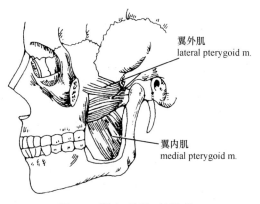

图 3-2 翼内、外肌(外侧观)

1. 颈阔肌 为位于颈部浅筋膜中的皮肌,其作用为:拉口角向下;使颈部皮肤出现皱褶。

2. 胸锁乳突肌 起点:胸骨柄前面和锁骨的胸骨端;止点:乳突;作用:一侧肌收缩,使头向同侧屈,脸转向对侧,两侧同时收缩使头后仰(图3-3,图3-4)。

(二) 颈前肌群

1. 舌骨上肌群 包括**二腹肌、下颌舌骨肌、茎突舌骨肌、颏舌骨肌**,功能:上提舌骨协助吞咽(图3-5)。

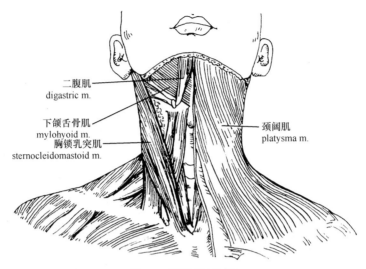

图 3-3 颈浅肌(前面)

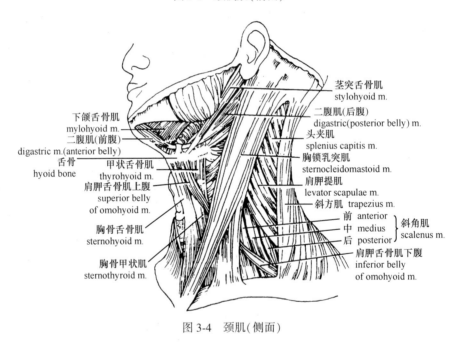

图 3-4 颈肌(侧面)

2. 舌骨下肌群 有 4 对,包括**肩胛舌骨肌、胸骨舌骨肌、胸骨甲状肌、甲状舌骨肌**,功能:下降舌骨和喉(图 3-5)。

3. 颈深肌群 **前斜角肌、中斜角肌、后斜角肌**。前、中斜角肌与第 1 肋之间的空隙为斜角肌间隙,有锁骨下动脉和臂丛。

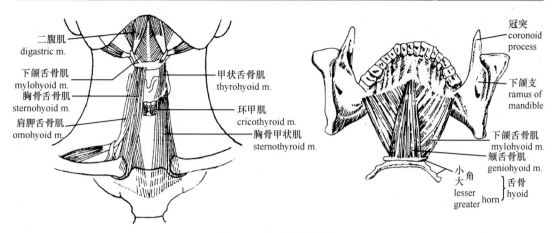

图 3-5 舌骨上、下肌群

复习思考题

1. 咀嚼肌包括哪些肌,有何功能?
2. 描述胸锁乳突肌的起止和功能。
3. 头颈部的主要肌性标志有哪些?

第三节 躯 干 肌

【目的要求】

(一)掌握内容

1. 胸大、小肌,前锯肌,肋间内外肌的位置、形态、起止和作用。
2. 斜方肌、背阔肌、竖脊肌的位置、起止和作用。
3. 膈的位置、形态、功能和穿经三个裂孔的结构。
4. 腹前外侧壁各肌的位置、形态及各肌的肌束方向和作用。

(二)了解内容

1. 背肌的分层,肩胛提肌、菱形肌、后锯肌、竖脊肌的形态、位置。
2. 腹直肌鞘、白线的位置及构成;腹股沟管的位置、组成和内容。
3. 腹后壁肌的位置和形态。

【标本教具】

1. 背部分层肌标本、胸部分层肌标本、腹部分层肌标本、暴露腹直肌鞘的标本、特制膈肌标本。
2. 躯干肌模型、膈肌模型。
3. 视频资料。

【实习内容】

躯干肌包括背肌、胸肌、膈、腹肌和会阴肌。

<h1 style="text-align:center">一、背 肌</h1>

(一) 背浅肌(图 3-6)

1. 斜方肌 位于项部和背上部、起点:从枕外隆凸至第 12 胸椎棘突。止点:锁骨外侧 1/3、肩峰和肩胛冈。作用:使肩胛骨向脊柱靠拢。

2. 背阔肌 起点:从第 7 胸椎棘突至骶正中棘及髂嵴后部等。止点:肱骨结节间沟底。作用:使肩关节内收、内旋和后伸。

3. 肩胛提肌 位于斜方肌深面。作用:上提肩胛骨。

4. 菱形肌 位于斜方肌深面,呈菱形。作用:拉肩胛骨向中线靠拢。

(二) 背深肌

竖脊肌 位于脊柱两侧。起点:骶骨背面和髂嵴的后部。止点:向上沿途止于椎骨、肋骨和乳突。作用:使脊柱后伸和仰头(图 3-6)。

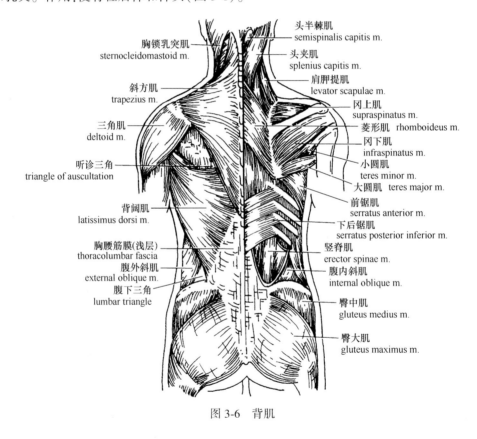

图 3-6 背肌

<h1 style="text-align:center">二、胸 肌</h1>

(一) 胸上肢肌

包括胸大肌、胸小肌、前锯肌(图 3-7)。

1. 胸大肌 位于胸前壁浅层,呈扇形。起点:锁骨的内侧半、胸骨和第 1~6 肋软骨。止点:肱骨大结节嵴。作用:使肩关节内收、内旋和前屈。

2. 胸小肌　位于胸大肌深面。起点:第 3~5 肋。止点:肩胛骨喙突。作用:助吸气。

3. 前锯肌　位于胸侧壁。起点:上 8 肋的外侧面,肩胛骨的内侧缘。作用:拉肩胛骨向前(图 3-8)。

(二) 胸固有肌

1. 肋间外肌　位于肋间隙浅层。起点:肋骨下缘下位。止点:肋骨上缘。作用:提肋助吸气。

2. 肋间内肌　位于肋间外肌深面。起点:肋骨上缘。止点:上位肋骨下缘。作用:降肋助呼气(图 3-8)。

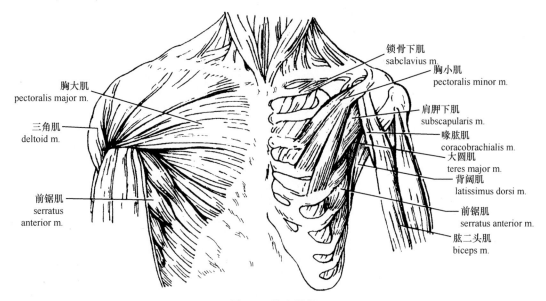

图 3-7　胸上肢肌

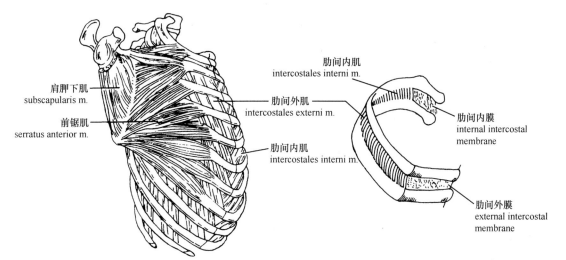

图 3-8　前锯肌和肋间肌

三、膈

1. 位置　膈位于胸腹腔之间。

2. 形态　呈穹隆形的扁薄阔肌。

3. 作用　膈收缩时,穹隆下降助吸气;膈松弛时,穹隆上升助呼气,与腹肌同时收缩可增加腹压。

4. 三个裂孔的位置及通过的主要结构　①**主动脉裂孔**,位于第 12 胸椎前方,有主动脉和胸导管通过;②**食管裂孔**,约在第 10 胸椎水平,有食管和迷走神经通过;③**腔静脉孔**,约在第 8 胸椎水平,有下腔静脉通过(图 3-9)。

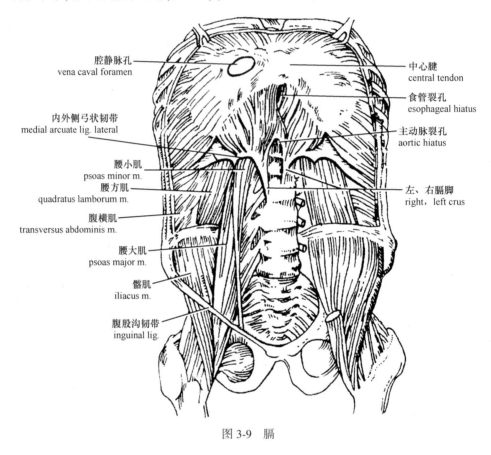

图 3-9　膈

四、腹　　肌

分前外侧群和后群两部分。

(一) 腹前外侧群肌

有 4 对,分别是腹外斜肌、腹内斜肌、腹横肌和腹直肌(图 3-10)。

1. 腹外斜肌　位于腹前外侧部浅层,肌纤维从外上斜向前下,形成腹股沟韧带、腔隙韧带、腹股沟管皮下环和腹直肌鞘前层。

2. 腹内斜肌　位于腹前外侧部,腹外斜肌深面,肌纤维从外下斜向前上,形成腹股沟镰(联合腱),提睾肌,腹直肌鞘前、后层(图 3-11)。

3. 腹横肌　腹前外侧部,腹内斜肌深面,肌纤维横行,形成腹股沟镰(联合腱),提睾肌,腹直肌鞘前层(弓状线以下)和后层(弓状线以上)。

4. 腹直肌　位于前正中线两侧腹直肌鞘内,起自耻骨联合和耻骨嵴,止于胸骨剑突和第 5~7 肋软骨,腹直肌的前面可见横行的 3~4 条腱划。

腹前外侧群肌的作用:保护腹腔脏器,维持腹内压,收缩时增加腹压,使脊柱前屈、侧屈与旋转,降肋助呼气。

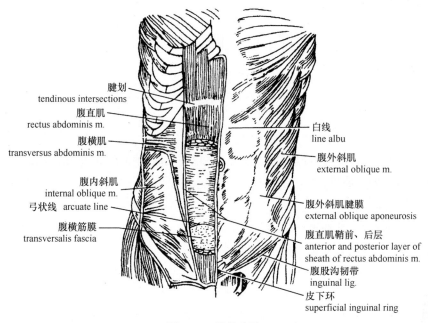

图 3-10　腹前壁肌

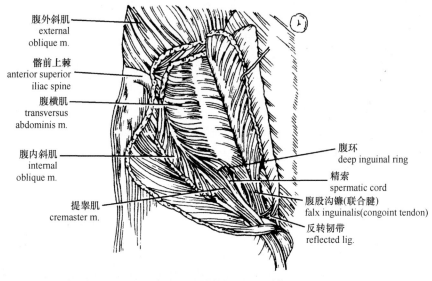

图 3-11　腹前外侧壁肌(下部)

(二) 腹后群肌 (图 3-9)

1. 腰方肌　位于腹后壁,腰椎的两侧。起于髂嵴后部,止于第 12 肋骨和腰椎横突。作用:下降和固定第 12 肋骨,并使脊柱侧屈。

2. 腰大肌　位于腰方肌深面。起于腰椎体侧面和横突,止于股骨小转子。作用:前屈和外旋髋关节。

复习思考题

1. 斜方肌、背阔肌、竖脊肌各有何功能?
2. 试述膈的名称、位置和穿过结构。

第四节 四 肢 肌

【目的要求】

(一) 掌握内容

1. 三角肌、肱二头肌、肱三头肌的位置、起止和作用。
2. 臀大肌、股四头肌、缝匠肌、股二头肌、小腿三头肌的位置、起止和作用。
3. 四肢肌重要的肌性标志。

(二) 了解内容

1. 上肢肌的分群,各肌群的组成、作用。
2. 下肢肌的分群,各肌群的组成、作用。

【标本教具】

1. 四肢肌的尸体标本。
2. 离体的四肢肌浅、深层标本。
3. 视频资料。

【实习内容】

一、上 肢 肌

(一) 上肢带肌

位于肩关节周围(图 3-12,图 3-13),主要有三角肌、冈上肌、冈下肌、小圆肌、大圆肌、肩胛下肌。

1. 三角肌　位于肩部皮下,呈三角形。起点:锁骨的外侧段、肩峰和肩胛冈,止点:三角肌粗隆。作用:主要是外展肩关节。

2. 冈上肌　位于冈上窝,外展肩关节。

3. 冈下肌　位于冈下窝,外旋肩关节。

4. 肩胛下肌　位于肩胛下窝,内收内旋肩关节。

5. 大圆肌和小圆肌　分别起自肩胛骨下角和肩胛骨外侧缘,分别止于小结节嵴和大结节。使肩关节旋外和后伸等。

(二) 臂肌

臂肌位于肱骨周围,分前后两群。

1. 臂前群肌　有肱二头肌、喙肱肌、肱肌,为屈肌。

(1) **肱二头肌**:位于臂前面(图 3-12)。起点:长头起于盂上结节,短头起于喙突。止点:桡骨粗隆。作用:屈肘关节并使前臂旋后。

（2）**喙肱肌**：位于肱二头肌短头的后内侧。作用：使肩关节前屈和内收。

（3）**肱肌**：位于肱二头肌下半部的深面，止于尺骨粗隆。作用：屈肘关节。

2. **臂后群肌** **肱三头肌**：位于臂后面（图3-13）。起端有三个头，长头起自肩胛骨盂下结节；内侧头和外侧头均起自肱骨背面，三头会合后止于尺骨鹰嘴。作用：伸肘关节。

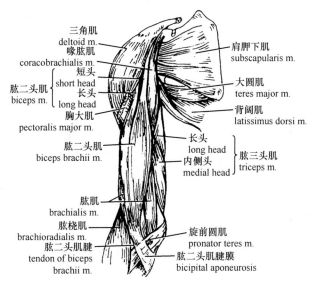

图3-12 上肢带肌与臂肌（前面观）

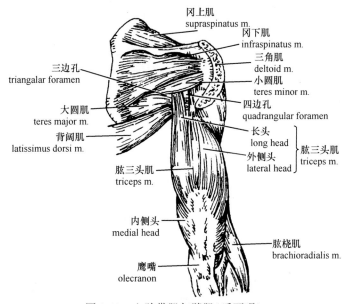

图3-13 上肢带肌与臂肌（后面观）

（三）前臂肌

前臂肌位于尺、桡骨周围，共19块，分前、后两群。

1. **前群肌** 浅层有6块，自外向内侧，依次为**肱桡肌**、**旋前圆肌**、**桡侧腕屈肌**、**掌长肌**、**指浅屈肌**和**尺侧腕屈肌**。深层有3块，即**拇长屈肌**、**指深屈肌**和**旋前方肌**。前群肌的主要作用为屈腕、屈指和使前臂旋前（图3-14，图3-15）。

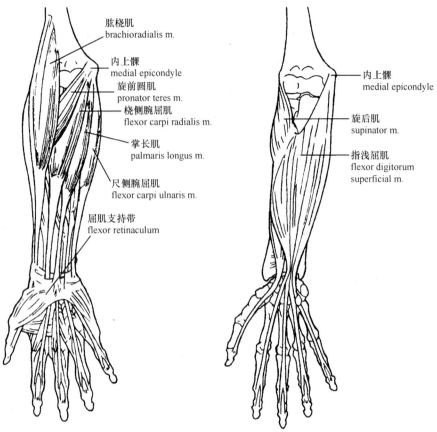

图 3-14　前臂肌浅层

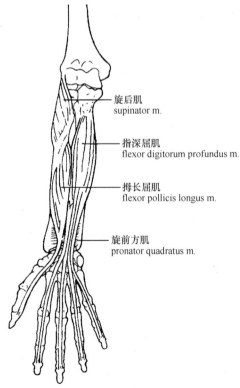

图 3-15　前臂肌深层

2. 后群肌 浅层有 5 块,由桡至尺侧,依次为**桡侧腕长伸肌、桡侧腕短伸肌、指伸肌、小指伸肌和尺侧腕伸肌**。深层也有 5 块,自上而下,由桡侧向尺侧,依次为**旋后肌、拇长展肌、拇短伸肌、拇长伸肌和示指肌**。后群肌的主要作用为伸腕、伸指和使前臂旋后(图 3-16,图 3-17)。

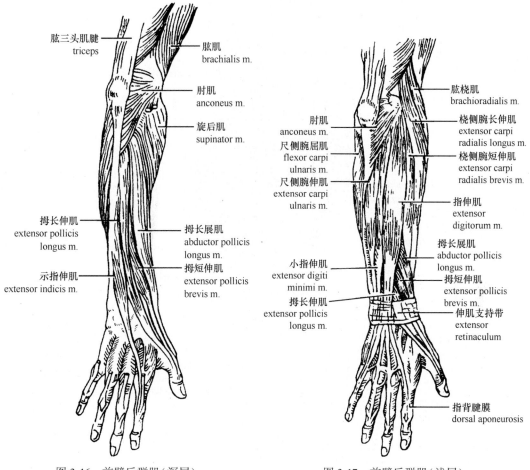

图 3-16 前臂后群肌(深层)　　　　　　图 3-17 前臂后群肌(浅层)

(四) 手肌

位于手掌侧,分外侧群、中间群和内侧群(图 3-18)。

1. 外侧群 称**鱼际**,共 4 块,浅层外侧为拇短展肌,内侧为指短屈肌,深层外侧为拇对掌肌,内侧为拇收肌。作用:使拇指展、屈和对掌。

2. 中间群 共 11 块,包括 4 块蚓状肌、3 块骨间掌侧肌、4 块骨间背侧肌。作用:屈掌指关节和伸指间关节。

3. 内侧群 称**小鱼际**,共 3 块,浅层内侧为小指展肌,外侧为小指短屈肌,深层为小指对掌肌。作用:使小指展、屈和对掌。

二、下 肢 肌

(一) 髋肌

分前、后两群。

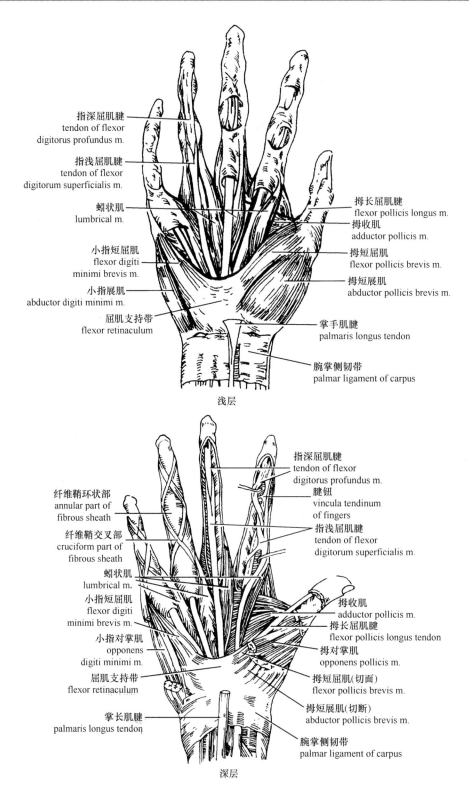

图 3-18　手肌(前面观)

1. 前群肌(图 3-19)

(1) **髂腰肌**:由腰大肌和髂肌合成。腰大肌位于脊柱腰段两侧,起自腰椎体侧面和横突;髂肌起自髂窝,二肌合并后,止于小转子。作用:使髋关节前屈和旋外,下肢固定时,可使躯干前屈。

(2) **阔筋膜张肌**:位于大腿前外侧,起自髂前上棘,肌腹向下移行为髂胫束,止于胫骨外侧髁。作用:紧张髂胫束并屈髋关节。

2. 后群肌(图 3-20)

(1) **臀大肌**:位于臀部,肥厚表浅,起自骶骨背面和髂骨翼外面,止于股骨的臀肌粗隆和髂胫束。作用:伸髋关节,在人体直立时,固定盆骨,防止躯干前倾。

(2) **臀中肌和臀小肌**:位于臀部深面,呈扇形,均起自髂骨翼外面,止于股骨大转子。作用:使髋关节外展。

(3) **梨状肌**:起自骶骨前面骶前孔外侧,经坐骨大孔至臀部,止于股骨大转子。作用:外旋、外展髋关节。

(二) 大腿肌

1. 前群　位于股骨前面,有缝匠肌和股四头肌。

(1) **缝匠肌**:位于大腿前面及内侧。起自髂前上棘,斜向内下,经膝关节内侧,止于胫骨上端内侧面。作用:屈髋和屈膝,并使已屈的膝关节旋内。

(2) **股四头肌**:它有 4 个头,分别是股直肌、股内侧肌、股外侧肌和股中间肌。除股直肌起自髂前下棘外,其他均起自股骨,4 头汇合后向下延续形成股四头肌腱,包绕髌骨,其下部称髌韧带,止于胫骨粗隆。作用:是膝关节强有力的伸肌,股直肌还可屈髋(图 3-19)。

2. 后群　位于大腿后面,有股二头肌、半腱肌和半膜肌(图 3-20)。

(1) **股二头肌**:长头起自坐骨结节,短头起自股骨粗线,止于腓骨头。作用:屈膝、伸髋。

(2) **半腱肌**:位于后群肌内侧,止于胫骨内侧髁后面。作用:屈膝、伸髋。

(3) **半膜肌**:位于半腱肌深面,止于胫骨内侧髁后面。作用:屈膝、伸髋。

3. 内侧群　位于大腿内侧,有 5 块肌,分层排列,浅层的**耻骨肌**、**长收肌**和**股薄肌**,中层的**短收肌**,深层的**大收肌**。有内收大腿的作用(图 3-20)。

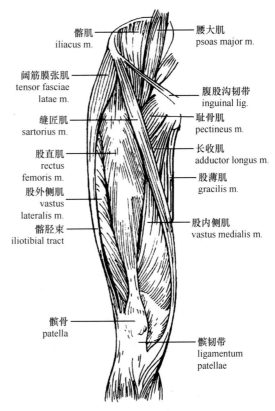

髂肌 iliacus m.
腰大肌 psoas major m.
阔筋膜张肌 tensor fasciae latae m.
腹股沟韧带 inguinal lig.
缝匠肌 sartorius m.
耻骨肌 pectineus m.
长收肌 adductor longus m.
股直肌 rectus femoris m.
股薄肌 gracilis m.
股外侧肌 vastus lateralis m.
髂胫束 iliotibial tract
股内侧肌 vastus medialis m.
髌骨 patella
髌韧带 ligamentum patellae

图 3-19　髋肌和大腿肌

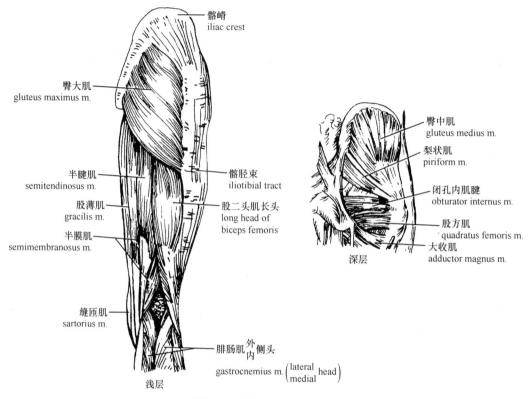

图 3-20 髋肌和大腿肌后群

（三）小腿肌

1. 前群 位于小腿骨间膜前面,有 3 块肌。前群肌自内侧向外侧是**胫骨前肌**,**跛长伸肌**,**趾长伸肌**和第三腓骨肌。作用:前群肌伸踝关节,跛长伸肌、趾长伸肌分别伸跛趾和其他各趾,胫骨前肌可使脚内翻,趾长伸肌使脚外翻(图 3-21)。

2. 外侧群 外侧群位于腓骨的外侧面,有**腓骨长肌**和**腓骨短肌**,作用:使足外翻和屈踝关节(图 3-21)。

3. 后群 位于胫骨、腓骨和小腿骨间膜的后面,分浅、深两层。浅层:**小腿三头肌**,包括腓肠肌和比目鱼肌,**腓肠肌**起自股骨内、外侧髁的后面,**比目鱼肌**起自腓骨后面的上部,以跟腱止于跟骨。作用:屈踝和屈膝,在站立时固定踝关节和膝关节。深层:**趾长屈肌**、**胫骨后肌**、**跛长屈肌**,趾长屈肌居最内侧,跛长屈肌居外侧,胫骨后肌居中间。作用:趾长屈肌和跛长屈肌分别屈趾和屈跛趾,胫骨后肌协助足内翻(图 3-22)。

（四）足肌

足肌分为足背肌和足底肌,足底肌分内、中、外三群。

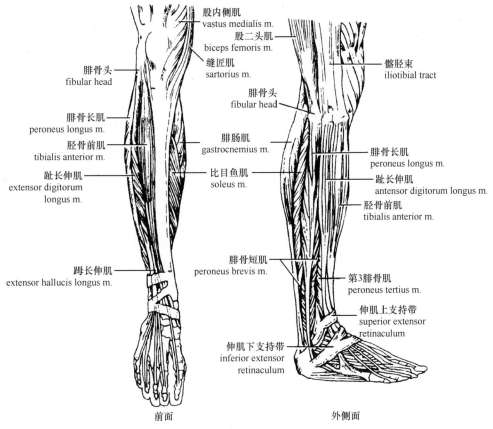

图 3-21 小腿肌前群和外侧群

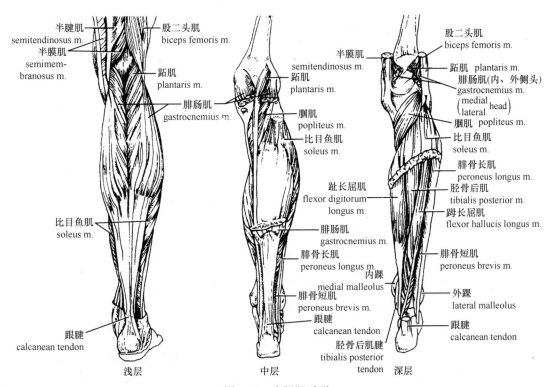

图 3-22 小腿肌后群

复习思考题

1. 三角肌、肱二头肌、肱三头肌、小腿三头肌有何功能？
2. 运动拇指的肌肉有哪些？
3. 四肢主要肌性标志有哪些？

（许仕全）

第二篇　内　脏　学

内脏包括消化、呼吸、泌尿和生殖四个系统,各系统都有孔道直接或间接与外界相通。内脏大部分位于胸、腹、盆腔内,消化、呼吸两系统的部分器官则位于头颈部,泌尿、生殖和消化系统的部分器官位于会阴部。研究内脏各器官位置和形态结构的科学称内脏学。与内脏有密切关系的结构,如胸膜、腹膜、乳房和会阴等也归于内脏学范畴。

内脏各器官的形态不同,机能各异,按其基本结构可分为中空性器官和实质性器官两大类。中空性器官呈管状或囊状,内部均有空腔。实质性器官内无特有的空腔,多为腺体,其器官表面包有结缔组织的被膜或浆膜,结缔组织被膜伸入器官内,将器官的实质分隔成若干个小单位称小叶,如肝小叶。实质性器官均有一凹陷的区域,是该器官的血管、淋巴管、神经和导管出入之处,称门,如肝门、肺门等。

第四章　消　化　系　统

消化系统由消化管和消化腺组成(图4-1)。**消化管**是指从口腔到肛门的一条管道,可

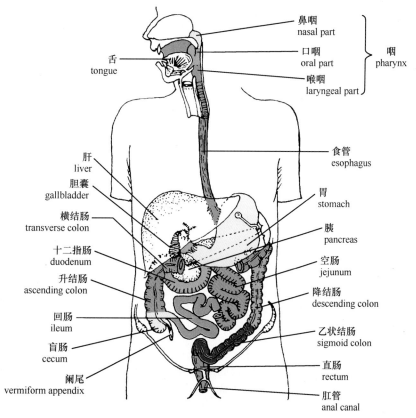

图 4-1　消化系统模式图

分为口腔、咽、食管、胃、小肠(十二指肠、空肠、回肠)及大肠(盲肠、阑尾、结肠、直肠、肛管)。临床上通常把从口腔到十二指肠的这一段称为上消化道,空肠及其以下的部分称为下消化道。**消化腺**分为大消化腺和小消化腺两种。大消化腺包括大唾液腺、肝和胰,位于消化管壁外,是独立的消化器官,所分泌的消化液经导管流入消化管腔内;小消化腺是指位于消化管壁内的小腺体,如唇腺、胃腺和肠腺等。

【目的要求】

(一) 掌握内容

1. 消化系统的组成和功能。

2. 消化管各部的位置、形态和构造。

3. 咽峡的构成。

4. 三对大唾液腺的位置和导管的开口部位。

5. 肝、胰的形态和位置。

6. 肝外胆道的组成及肝、胆囊底的体表投影。

(二) 了解内容

1. 牙的构造。

2. 食管及胃的构造。

3. 阑尾的位置变化。

【标本教具】

1. 显示消化系统全部结构的尸体标本。

2. 显示三大唾液腺及其导管的标本。

3. 从咽后壁打开的咽的标本。

4. 头颈部正中矢状切面标本。

5. 离体胃、肠、肝、肝外胆道标本。

6. 切开的十二指肠、直肠及肛管标本。

7. 盆腔正中矢状切面标本。

8. 牙、咽、肝、脾、胰模型。

9. 消化系统教学视频。

10. 消化系统教学课件。

11. 消化系统电子图谱。

【实习内容】

第一节 口 腔

口腔是消化管的起始部,向前经口裂通向外界,向后经咽峡与咽相通。口腔前壁为上、下唇,两侧壁为颊,上壁为腭,下壁为口底。口腔内有牙、舌等器官,并有唾液腺导管的开口。

一、口腔各壁

口腔被上、下牙弓及牙龈分为前外侧部的口腔前庭和后内侧部的固有口腔。口腔前庭为上、下唇和颊与上、下牙弓和牙龈之间的窄隙。固有口腔为上、下牙和牙龈后内侧部的空间,其顶为腭,口底由黏膜肌和皮肤组成。

同学之间相互在活体上观察口腔的前壁、外侧壁、上壁和口腔底。注意辨认口腔顶的**腭帆**、**腭垂**、**腭舌弓**、**腭咽弓**和**腭扁桃体**(图4-2)。**腭帆**为软腭后部游离的部分,**腭垂**为腭帆后缘中央向后下方的突起。自腭帆向两侧延伸的两条弓形皱襞,前面的皱襞为**腭舌弓**,后面的皱襞为**腭咽弓**。二者间的隐窝为**扁桃体窝**,窝内有**腭扁桃体**。腭垂、腭帆游离缘、两侧的腭舌弓及舌根共同围成**咽峡**,是口腔和咽的分界处,也是口腔和咽之间的狭窄部。

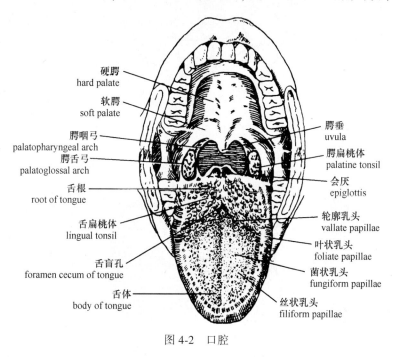

图4-2 口腔

二、舌

在标本上观察舌背面:在舌前2/3与后1/3交界处可见"V"形浅沟称**界沟**,沟的尖端有舌盲孔,沿界沟前方排列有7~11个最大的乳头为**轮廓乳头**。在舌根背部黏膜内,有许多大小不等的突起称舌扁桃体。在舌根两侧,腭舌弓的前方分别有4~8条叶片状的黏膜皱襞为**叶状乳头**。在活体上观察舌背数量最多、体积最小、呈白色的**丝状乳头**。形态稍大、数量较少的红色钝圆形的**菌状乳头**;将舌尖卷向上,可见舌下面下中处有**舌系带**连至口腔底。在舌系带根部两侧的,有一小的黏膜隆起为**舌下阜**。从舌下阜向外侧的黏膜皱襞为**舌下襞**(图4-3)。

在头面部正中矢状切面及舌的冠状切面标本上观察舌肌。舌肌为骨骼肌,分为舌内肌和舌外肌。舌内肌的起、止点均在舌内,收缩时分别可使舌缩短、变窄或变薄。舌外肌起自舌外,止于舌内,其中**颏舌肌**是一对强有力的肌,起自下颌骨颏棘,止于舌中线两侧。两侧颏舌肌同时收缩,拉舌向前下方即伸舌。一侧颏舌肌收缩时,使舌尖伸向对侧(图4-4)。

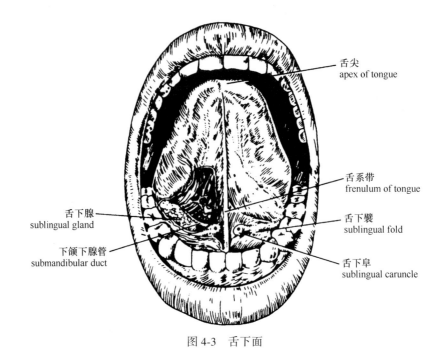

图 4-3　舌下面

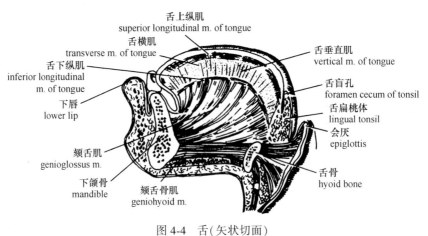

图 4-4　舌（矢状切面）

三、牙

在活体、模型及标本上观察牙的形态。牙嵌于上、下颌骨的牙槽内,在外形上可分为**牙冠**、**牙颈**和**牙根**三部分(图 4-5)。暴露在口腔内的部分为牙冠,嵌入牙槽内的部分为牙根,牙根和牙冠交界处为牙颈。牙冠和牙颈内部的腔隙较宽大称牙冠腔。根据牙的形态和功能,可将牙分为**切牙**、**尖牙**、**前磨牙**和**磨牙**。人的一生中先后有两组牙发生,乳牙和恒牙。**乳牙**一般在出生后 6~7 个月开始萌出,到 3 岁左右出齐,共 20 颗,上、下颌各 10 颗。6~7岁时,乳牙开始脱落,逐渐更换成**恒牙**。除第 3 磨牙外,其他各牙约在 14 岁左右出齐。第 3 磨牙萌出最迟,到成年后才长出,故第 3 磨牙又称迟牙。恒牙全部出齐共 32 颗,上、下颌各16 颗。

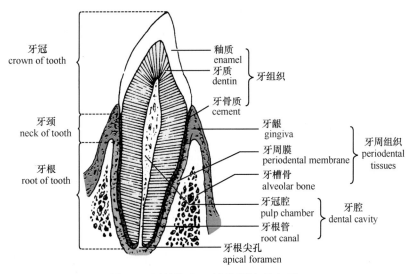

图 4-5　牙的构造(下颌切牙矢状切面)

四、大唾液腺

大唾液腺有三对,即腮腺、下颌下腺和舌下腺(图 4-6)。

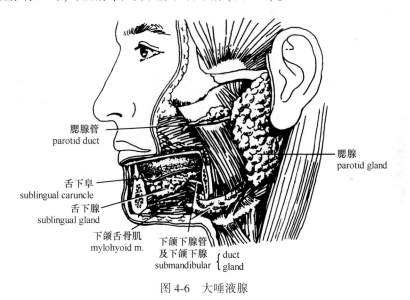

图 4-6　大唾液腺

腮腺是最大的一对唾液腺,位于耳廓的前下方,分浅部与深部。浅部略呈三角形,上达颧弓,下至下颌角,前至咬肌后 1/3 的浅面,后续腺的深部。深部伸入下颌支与胸锁乳突肌之间的下颌后窝内。**腮腺管**自腮腺前缘上部发出,在颧弓下方一横指处向前越过咬肌浅面,至咬肌前缘弯向内穿颊肌,开口于与上颌第 2 磨牙牙冠相对的颊黏膜上的**腮腺管乳头**。开口处可在活体的颊黏膜处观察到。

下颌下腺呈卵圆形,位于下颌骨体内侧,其导管自腺内侧面发出,沿口底黏膜深面前行,开口于舌下阜。

在头部正中矢状切面标本上观察，**舌下腺**位于口底舌下襞的深面。其导管有大、小两种。大管有一条，与下颌下腺管共同开口于舌下阜；小管有 5~10 条，开口于舌下襞表面。

第二节 咽

一、咽的位置和分部

在头颈部正中矢状切面标本上观察，可见咽为一上宽下窄、前后略扁的漏斗形肌性管道，位于第 1~6 颈椎前方，上端起于颅底，向下达第 6 颈椎下缘移行为食管。咽的后壁及侧壁完整，前壁不完整，自上而下分别与鼻腔、口腔及喉腔相通（图 4-7）。以软腭游离缘和会厌上缘为界，分为鼻咽、口咽和喉咽三部。

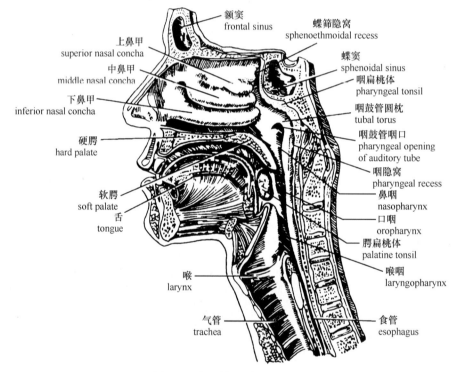

额窦 frontal sinus	蝶筛隐窝 sphenoethmoidal recess
上鼻甲 superior nasal concha	蝶窦 sphenoidal sinus
中鼻甲 middle nasal concha	咽扁桃体 pharyngeal tonsil
下鼻甲 inferior nasal concha	咽鼓管圆枕 tubal torus
硬腭 hard palate	咽鼓管咽口 pharyngeal opening of auditory tube
软腭 soft palate	咽隐窝 pharyngeal recess
舌 tongue	鼻咽 nasopharynx
	口咽 oropharynx
	腭扁桃体 palatine tonsil
喉 larynx	喉咽 laryngopharynx
气管 trachea	食管 esophagus

图 4-7 头、颈部正中矢状切面

（一）鼻咽

鼻咽位于颅底与软腭游离缘之间，向前经鼻后孔通鼻腔。在鼻咽的两侧壁距下鼻甲后端约 1cm 处，有咽鼓管咽口经咽鼓管通中耳的鼓室。咽鼓管咽口的前、上、后方的弧形隆起称**咽鼓管圆枕**，是寻找咽鼓管咽口的标志。在**咽鼓管咽口**附近黏膜内的淋巴组织称咽鼓管扁桃体。鼻咽上部后壁的黏膜内有丰富的淋巴组织称**咽扁桃体**。咽鼓管圆枕后方与咽后壁之间的纵行凹陷称**咽隐窝**，是鼻咽癌的好发部位。

（二）口咽

口咽位于软腭游离缘至会厌上缘平面之间，向上通鼻咽，向下通喉咽，向前经咽峡通口腔。口咽的前壁主要为舌根后部，舌根后部有一呈矢状位的黏膜皱襞与会厌相连，称舌会厌正中襞,其两侧的凹陷称会厌谷,为异物易停留之处。口咽侧壁的扁桃体窝内有**腭扁桃体**。咽后上方的咽扁桃体、两侧的咽鼓管扁桃体、腭扁桃体和前下方的舌扁桃体共同组成咽淋巴环,对消化道和呼吸道有防御作用。

(三) 喉咽

喉咽为咽的下部,位于会厌上缘至第6颈椎下缘平面之间,向下与食管相续,向前经喉口与喉腔相通。在喉口两侧各有一个深窝称**梨状隐窝**,是异物易停留的部位(图4-8)。

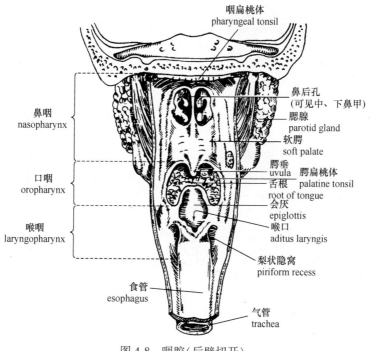

图4-8 咽腔(后壁切开)

二、咽 肌

咽肌为骨骼肌,包括咽缩肌和咽提肌。咽缩肌包括上、中、下三对,自下而上呈叠瓦状排列。当吞咽时,各咽缩肌自上而下依次收缩,将食团推向食管。咽提肌位于咽缩肌深部,肌纤维纵行。咽提肌收缩时,上提咽及喉,舌根后压,会厌封闭喉口,以协助吞咽。

第三节 食 管

在胸、腹腔剖开的尸体标本上观察食管各部,可见食管为前后扁平的肌性管状器官,上端于第6颈椎下缘平面与咽相接,下端约平第11胸椎左侧与胃的贲门相连。食管按行程分为颈部、胸部和腹部(图4-9)。颈部位于第6颈椎下缘至胸骨颈静脉切迹平面之间。胸部位于颈静脉切迹平面至膈的食管裂孔之间。腹部位于膈的食管裂孔至胃贲门之间。

食管全长有三处生理性狭窄。**第一处狭窄**为食管的起始处,相当于第6颈椎体下缘水平,距中切牙约15cm;**第二处狭窄**在食管与左主支气管交叉处,相当于第4、5胸椎体之间水平,距中切牙约25cm;**第三处狭窄**在食管穿过膈的食管裂孔处,相当于第10胸椎水平,距中切牙约 40cm。食管的三个狭窄除穿膈肌处较明显外,其余都不明显。

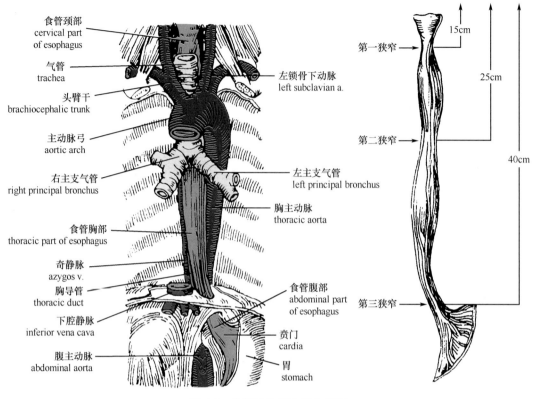

图 4-9　食管的位置及三个狭窄

第四节　胃

胃是消化管最膨大的部分,上连食管,下续十二指肠。其位置、大小、形态可随其充盈程度及体位改变而发生变化。

一、胃的位置、形态和分部

在完整的尸体标本上观察,可见胃大部分位于左季肋区,小部分位于腹上区。胃有前、后两壁,大、小两弯以及出、入两口(图 4-10)。胃前壁朝前上方,后壁朝后下方。上缘凹而短,朝向右上方称**胃小弯**,其最低处弯度明显转折称角切迹;下缘凸而长,朝向左下方称**胃大弯**。胃的入口称**贲门**,接食管,食管左缘与胃大弯起始处所形成的锐角称贲门切迹;胃的出口称**幽门**,通十二指肠。在幽门表面有环形的浅沟,称幽门前静脉沟,在活体可见幽门前静脉,是手术时确认幽门的标志。幽门处有较厚的幽门括约肌,捏之较硬。

通常将胃分为四部:贲门附近的部分为**贲门部**;贲门平面以上,向左上方膨出的部分为**胃底**;自胃底向下至角切迹处的中间部分为**胃体**;自角切迹右侧至幽门的部分为**幽门部**。幽门部右侧呈长管状称**幽门管**,左侧较扩大为**幽门窦**。胃溃疡和胃癌多发生于幽门窦和胃小弯。角切迹可认为是胃体部与幽门部的分界标志。

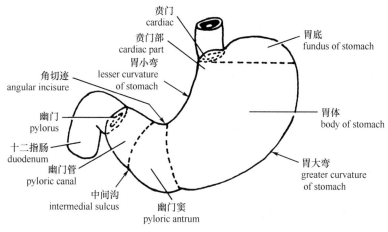

图 4-10 胃的形态和分部

二、胃壁的结构

在剖开胃的标本上观察胃,胃空虚时,胃黏膜形成许多皱襞,沿胃小弯处有4~5条较为恒定的纵行皱襞,皱襞之间的沟称**胃道**。在幽门处的黏膜形成环行皱襞,突向腔内称幽门瓣(图4-11),有阻止胃内容物进入十二指肠的功能。在模型上观察,胃的肌层较厚,由内斜、中环、外纵三层平滑肌构成。中层的环形肌最发达,在幽门处增厚形成幽门括约肌,有延缓胃内容物排空和防止肠内容物逆流至胃的作用。

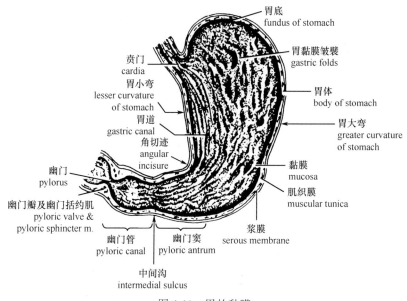

图 4-11 胃的黏膜

第五节 小 肠

小肠是消化管中最长的一段,上端起于幽门,下端接盲肠,分为十二指肠、空肠与回肠三部。

一、十二指肠

在腹腔打开的尸体标本上观察,十二指肠位于胃与空肠之间,长约 25cm,紧贴腹后壁,呈"C"形环绕胰头。十二指肠分为四部:上部、降部、水平部和升部(图 4-12)。

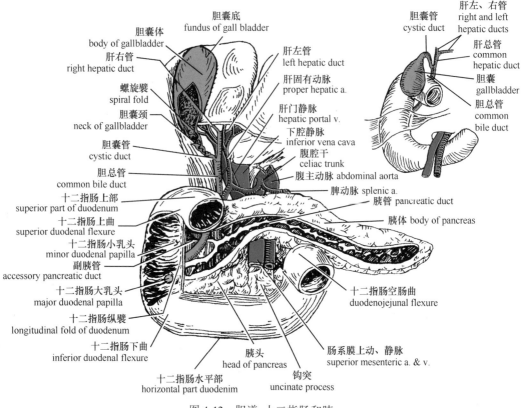

图 4-12　胆道、十二指肠和胰

上部起自胃的幽门,行向右后方,至胆囊颈后下方,急转向下移行为降部,转折处为十二指肠上曲。上部近幽门约 2.5cm 的一段肠管,壁较薄,管径大,黏膜面较光滑,无环状襞,临床上称此段为**十二指肠球**,是十二指肠溃疡的好发部位。

降部起自十二指肠上曲,沿第 1~3 腰椎和胰头右侧下行,至第 3 腰椎体右侧,弯向左侧,移行为水平部,转折处称十二指肠下曲。降部内面黏膜环状襞发达,在其中份后内侧壁上有一纵行的皱襞称十二指肠纵襞。十二指肠纵襞下端的圆形隆起称**十二指肠大乳头**,为肝胰壶腹的开口处。

水平部起自十二指肠下曲,向左横行至第 3 腰椎左侧续于升部,肠系膜上动、静脉紧贴此部前面下行。

升部自第 3 腰椎左侧向上达第 2 腰椎左侧急转向前下方,形成**十二指肠空肠曲**移行为空肠。十二指肠空肠曲的上后壁借十二指肠悬肌连于腹后壁的右膈脚上。十二指肠悬肌和包绕于其下段表面的腹膜皱襞共同构成**十二指肠悬韧带**,又称 Treitz **韧带**,是手术中确定空肠起始部的重要标志(图 4-13)。

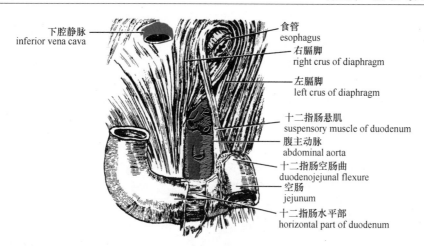

图 4-13 十二指肠悬肌

二、空肠与回肠

在腹腔打开的尸体标本上观察空肠和回肠的位置和起止。空肠和回肠位于腹腔的中下部,上端起于十二指肠空肠曲,下端于右髂窝续盲肠,全部被腹膜包裹,迂曲盘绕形成许多肠袢,借腹膜形成的小肠系膜固定于腹后壁。小肠系膜根部从左上腹行向右髂窝。空、回肠之间无明显界限,一般说来,空肠约占系膜小肠的近侧 2/5,位于腹腔的左腰区和脐区,回肠占系膜小肠的远侧 3/5,位于脐区、右腹股沟区和盆腔内。

在游离标本上观察空回肠壁的厚薄、黏膜皱襞稀疏及高度。对光观察剪开的回肠的肠壁,可见许多散在的芝麻大小不透光的结节即为**孤立淋巴滤泡**,成片的椭圆形不透光区即为**集合淋巴滤泡**(图 4-14)。注意总结空肠和回肠的结构差异。肠壁颜色只在活体时才有区别。

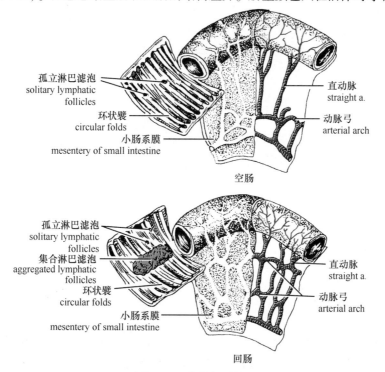

图 4-14 空肠与回肠

第六节　大　　肠

大肠是消化管的下段,分为盲肠、阑尾、结肠、直肠和肛管五部分。除直肠、肛管和阑尾以外,结肠和盲肠具有三种特征性结构:即**结肠带**、**结肠袋**和**肠脂垂**(图 4-15)。

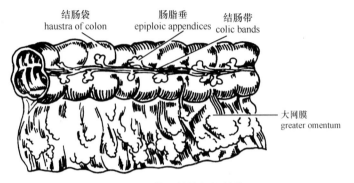

图 4-15　结肠的特征性结构

一、盲　　肠

盲肠位于右髂窝内,是大肠的起始部。盲肠下端为盲端,上续升结肠,左侧接回肠。回肠末端在盲肠的开口称**回盲口**,开口处有上、下两片半月形的皱襞称**回盲瓣**。在回盲口下方约 2cm 处有阑尾的开口(图 4-16)。

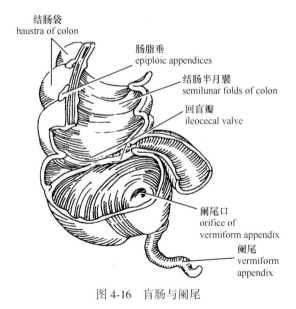

图 4-16　盲肠与阑尾

二、阑　　尾

阑尾形似蚯蚓,长约 6~8cm。其管腔狭小,经阑尾孔通盲肠腔。阑尾位于右髂窝内,其根部位置较固定,连于盲肠的后内侧壁。阑尾的末端为游离盲端,其位置变化较大。在完整尸体的腹壁上学会如何确定阑尾根的体表投影。

三、结　肠

结肠在右髂窝内起于盲肠,在第3骶椎平面续于直肠,整体外形呈"M"形,包绕在空、回肠周围。首先辨认结肠的三大特征性结构。在完整尸体标本上向盲肠方向追踪三条结肠带,找到其汇合点,观察汇合点与阑尾的关系。

结肠分为升结肠、横结肠、降结肠和乙状结肠四部分。**升结肠**在右髂窝处起自盲肠上端,沿右侧腹后壁上升,至肝右叶下方转向左形成结肠右曲或称肝曲,并移行为横结肠。**横结肠**起自结肠右曲,向左横行至脾的下份转折向下形成结肠左曲或称脾曲,并移行为降结肠。**降结肠**起自结肠左曲,沿左肾外侧缘和腰大肌前面下行,至左髂嵴处移行为乙状结肠。**乙状结肠**于左髂嵴处接降结肠,沿左髂窝转入盆腔内,至第3骶椎平面移行为直肠,全长呈"乙"字形弯曲。

四、直　肠

在盆腔正中矢状切面标本上观察直肠的位置和弯曲。直肠位于盆腔的后部,骶、尾骨的前方。其上端在第3骶椎平面与乙状结肠相接,沿骶骨和尾骨前面下行,穿过盆膈移行为肛管。直肠在矢状面上有两个弯曲,即**骶曲**和**会阴曲**(图4-17)。骶曲凸向后,会阴曲凸向前。注意观察男女性直肠前面的毗邻关系,男性直肠前邻膀胱底、精囊、输精管壶腹和前列腺。女性直肠前邻子宫、阴道上部。直肠上端与乙状结肠交接处管径较细,直肠下部肠腔显著扩大称**直肠壶腹**。在游离标本上观察剖开的直肠,注意观察直肠壶腹的三条横襞是否完整。

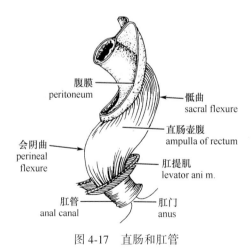

图4-17　直肠和肛管

五、肛　管

肛管为盆膈以下的消化管,上端在盆膈平面续直肠,下端止于肛门。在剖开直肠和肛管的游离标本上,观察肛管内面的6~10条纵行的黏膜皱襞称**肛柱**(图4-18),相邻肛柱的下端有半月形的黏膜皱襞相连称**肛瓣**。肛瓣与肛柱下端共同围成开口向上的隐窝称**肛窦**。肛瓣与肛柱下端相连形成的锯齿状环行线称**齿状线**或**肛皮线**。齿状线下方的肛梳和白线在标本上难以辨认。肛管周围有肛门内、外括约肌环绕。肛门内括约肌由肠壁环行肌增厚而成,属平滑肌,有协助排便的作用。肛门外括约肌围绕肛门内括约肌的周围,为骨骼肌。肛门外括约肌分为皮下部、浅部和深部。浅部与深部括约肌是控制排便的重要肌束。

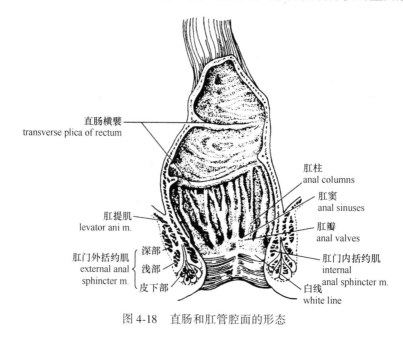

图 4-18　直肠和肛管腔面的形态

第七节　肝

肝是人体最大的消化腺,呈红褐色,质软而脆,受暴力打击时容易破裂。

一、肝的位置及形态

在打开腹腔的尸体标本上观察肝的位置。肝大部分位于右季肋区和腹上区,小部分位于左季肋区。肝大部分被胸廓所掩盖,仅有一小部分在腹上区的左、右肋弓之间露出于剑突之下,直接与腹前壁接触。

在离体的肝脏标本及肝模型配合观察肝的外形及分叶。肝呈不规则的楔形,可分为上、下两面,前、后、左、右四缘。

肝的上面隆凸光滑,与膈相接触,故又称膈面(图 4-19)。肝的上面借矢状位的**镰状韧带**将肝分为大而厚的肝右叶和小而薄的肝左叶。肝的上面后部没有腹膜被覆的部分称裸区。

肝的下面因与腹腔脏器邻接,故又称脏面(图 4-20)。脏面凸凹不平,有一略呈"H"形的沟。左纵沟较窄而深,沟的前部称肝圆韧带裂,有肝圆韧带通过。左纵沟的后部称**静脉韧带裂**,有**静脉韧带**通过。右纵沟宽而浅,沟的前部为一浅窝称胆囊窝,容纳胆囊,沟的后部称**腔静脉沟**,有**下腔静脉**经过。横沟又称肝门,有肝左、右管,肝固有动脉左、右支,肝门静脉左、右支以及神经和淋巴管等由此出入,出入肝门的这些结构被结缔组织包绕,构成肝蒂。肝的脏面借"H"形沟分为四叶,左纵沟左侧为**左叶**;右纵沟右侧为**右叶**;左、右纵沟之间、横沟前方为**方叶**；横沟后方为**尾状叶**。

　　肝的前缘是膈面与脏面的分界线，薄而锐，在胆囊窝处有胆囊切迹，在肝圆韧带通过处有肝圆韧带切迹。肝后缘钝圆，朝向脊柱。肝左缘锐薄，右缘稍圆钝。

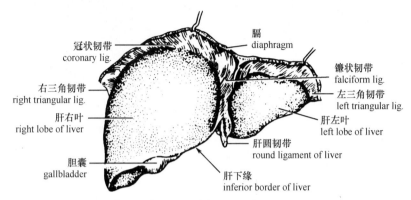

图 4-19　肝的上面（膈面）

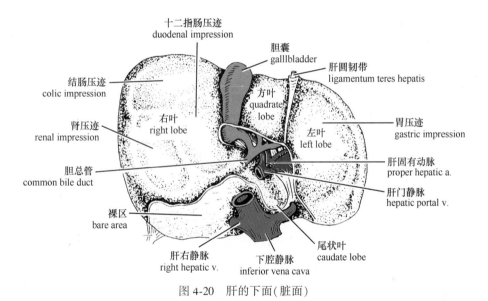

图 4-20　肝的下面（脏面）

二、肝 外 胆 道

　　肝外胆道包括**胆囊**和**输胆管道**（肝左管、肝右管、肝总管和胆总管）（图 4-21）。在打开腹腔的尸体标本并结合游离肝、胰、十二指肠标本观察。胆囊位于肝下面的胆囊窝内，分为底、体、颈、管四部。胆囊底圆钝，多露出于肝前缘，并与腹前壁的内面相接触。注意观察胆囊底的体表投影。胆囊体为胆囊的主体部分，与胆囊底无明显分界。胆囊体向后逐渐变细，在肝门右端附近续胆囊颈。胆囊颈较狭小，常呈直角向左下方弯转，移行为胆囊管。胆囊管在肝十二指肠韧带内与其左侧的肝总管汇合成胆总管。沿胆总管向肝门方向追踪，可见肝总管分左、右肝管入肝；向下方追踪，可见胆总管经十二指肠上部后方下行于降部与胰头之间，在降部中点斜穿肠壁开口于十二指肠大乳头。胆囊管、肝总管和肝的下面围成的三角形区域称**胆囊三角**（Calot 三角），是胆囊手术中寻找胆囊动脉的标志。

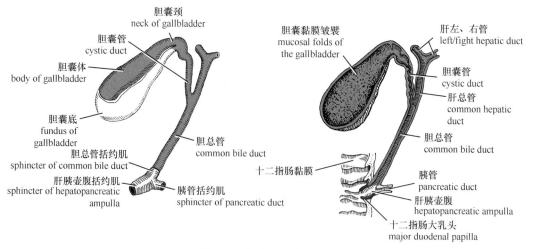

图 4-21　胆囊及肝外胆道

第八节　胰

　　观察胰及十二指肠模型,并结合完整尸体标本观察胰。胰呈长棱柱状,位置较深,横卧于腹后壁,相当于第1、2腰椎水平。胰可分头、颈、体、尾4部分(图4-22),各部之间无明显界限。胰头被十二指肠所包绕,胰颈为位于胰头与胰体之间的狭窄部分,胰体占胰的大部分,胰尾较细,伸向左上方抵达脾门。

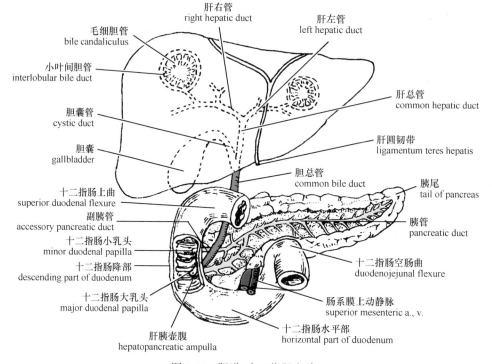

图 4-22　胆道、十二指肠和胰

观察胰腺导管。如果标本上腺体前面的部分组织已被剥除(如未剥除则观察模型),可见一条与胰长轴平行的白色细管,从左向右走行,沿途收纳许多小管。在胰头与十二指肠降部之间与胆总管汇合成**肝胰壶腹**,共同开口于十二指肠大乳头。

复习思考题

1. 名词解释:咽峡、咽淋巴环、Treitz 韧带、回盲瓣、齿状线、肝门、肝蒂、Calot 三角。
2. 描述舌乳头的名称和功能。
3. 描述咽的位置、分部及相通关系。
4. 描述食管的生理性狭窄的位置、距中切牙距离及意义。
5. 肝的脏面有哪些结构?
6. 描述肝外胆道的组成及胆汁的排出途径。

(刘尚清)

第五章 呼 吸 系 统

【目的要求】

(一) 掌握内容

1. 呼吸系统的组成、功能及上、下呼吸道的划分。
2. 鼻腔的分部及固有鼻腔的形态结构。
3. 鼻旁窦的名称、位置及开口部位。
4. 喉的位置、组成及形态结构。
5. 气管的位置和结构特点。
6. 左、右主支气管的形态差异及其临床意义。
7. 肺的位置、形态和分叶;支气管肺段的概念。
8. 胸腔、胸膜腔和胸膜的概念。
9. 壁胸膜的分部及肋膈隐窝的位置和意义;胸膜和肺的体表投影。

(二) 了解内容

1. 外鼻的形态结构。
2. 固有鼻腔黏膜的分区以及功能。
3. 鼻旁窦的形态特点。
4. 喉的毗邻及喉肌。
5. 肺内支气管的分布特点。
6. 胸腺区和心包区的位置。
7. 纵隔的概念、分区以及主要组成器官。

【标本教具】

1. 整尸 2 具(显示喉、气管、支气管、胸膜以及纵隔)。
2. 头颈部正中矢状切面(显示鼻、咽、喉)标本。
3. 离体喉矢状切及冠状切标本。
4. 离体气管、支气管标本及肺标本。
5. 喉肌和肺段标本。
6. 显示鼻腔的头部正中矢状切面模型。
7. 喉、气管正中矢状切模型及肺段模型。

【实习内容】

呼吸系统由呼吸道和肺组成(图 5-1)。**呼吸道**包括鼻、咽、喉、气管和各级支气管,通常将鼻、咽和喉称为上呼吸道,气管和各级支气管称为下呼吸道。**肺**为实质性器官,表面包有脏胸膜。呼吸系统的主要功能是进行气体交换。此外,鼻还具有嗅觉功能,喉又是发音器官,肺还具有内分泌功能。

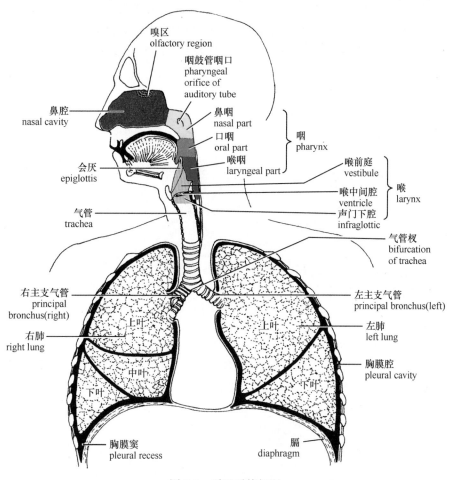

图 5-1 呼吸系统概况

第一节 鼻

鼻分为外鼻、鼻腔和鼻旁窦三部分。

一、外 鼻

同学之间互相在活体或尸体标本上观察外鼻,辨认鼻根、鼻背、鼻尖及鼻翼。

二、鼻 腔

在头颈部正中矢状切面标本上观察,可见鼻腔由鼻中隔分成左、右两腔。每侧鼻腔以**鼻阈**为界,分为前下部的鼻前庭和后上部的固有鼻腔二部。

1. 鼻前庭 位于鼻腔前下方鼻翼内面,被覆皮肤,长有粗短的鼻毛。

2. 固有鼻腔 固有鼻腔形态与骨性鼻腔大致相同,但固有鼻腔表面被覆黏膜。固有鼻腔有四个壁:上壁邻颅前窝,下壁即口腔顶,内侧壁即鼻中隔,外侧壁结构复杂,应仔细观察。取头部正中矢状切面模型及头颈部正中矢状切面标本观察,可见鼻腔外侧壁有呈前后方向平行排列的三个鼻甲,由上至下分别为**上鼻甲**、**中鼻甲**和**下鼻甲**(图5-2)。每个鼻甲下方的空隙为相应的鼻道,上鼻甲下方为**上鼻道**,中鼻甲下方为**中鼻道**,下鼻甲下方为**下鼻道**。在上鼻甲后上方与蝶骨体之间的陷凹为蝶筛隐窝。蝶筛隐窝和各鼻道内有各鼻旁窦及鼻泪管的开口。

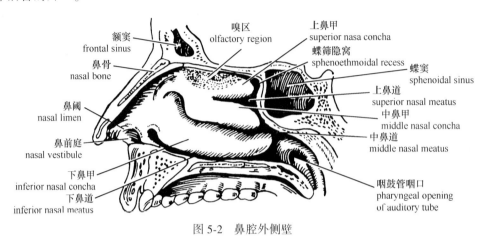

图 5-2　鼻腔外侧壁

3. 鼻旁窦　由骨性鼻旁窦内衬以黏膜而成,能温暖和湿润空气,并对发音起共鸣作用。鼻旁窦有4对,左、右对称分布,即**上颌窦**、**筛窦**、**额窦**和**蝶窦**。同学们可以对照教材上的插图观察,除蝶窦开口于蝶筛隐窝以及筛窦后群开口于上鼻道以外,其他鼻旁窦均开口于中鼻道(图5-3)。

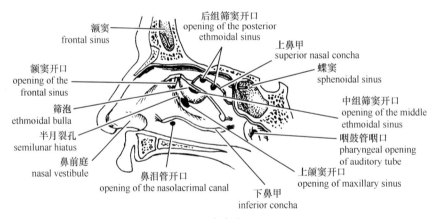

图 5-3　鼻旁窦开口

第二节　咽

咽是消化和呼吸的共同通道,见消化系统。

第三节　喉

喉既是呼吸道,也是发音器官。成年人的喉在第3~6颈椎前方,其前方有皮肤、颈筋膜、舌骨下肌群等自浅入深成层排列,后方为咽,两侧有颈部的大血管、神经和甲状腺侧叶,上借甲状舌骨膜与舌骨相连,向下与气管相续。喉以软骨为支架,借关节、韧带连结而成,外面有喉肌附着,内衬以黏膜。

一、喉的软骨

在模型或标本上观察喉的软骨(图5-4)。

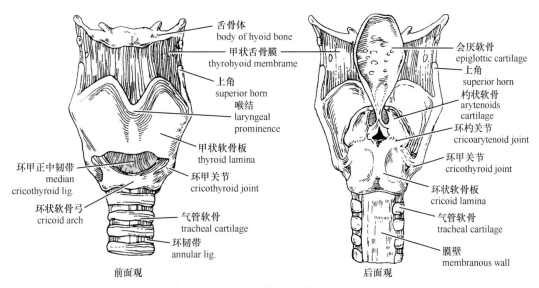

图 5-4 喉软骨及其连结

1. 甲状软骨 甲状软骨是喉软骨中最大的一块,参与构成喉的前壁和外侧壁,可在模型上辨认此骨。甲状软骨由两个四边形的甲状软骨板构成,二板前缘在前正中线上约以直角相连形成前角,前角上端向前突起叫**喉结**,可在体表摸到,成年男性特别突出。前角上缘二板之间的凹陷为甲状软骨切迹。二板后缘游离,向上向下各形成一个突起分别叫上角和下角。下角与环状软骨相连形成环甲关节。

2. 环状软骨 环状软骨形如指环,位于甲状软骨的下方,是喉软骨中唯一完整的软骨环。环状软骨的前部狭窄为**环状软骨弓**,后部宽大为**环状软骨板**。

3. 杓状软骨 杓状软骨左、右各一,位于环状软骨板上缘两侧,形如三棱锥状,尖向上,底向下。环状软骨底有关节面,底向前伸出的突起称**声带突**,有声韧带附着;向外侧伸出的突起称**肌突**,大部分喉肌附着于此。

4. 会厌软骨 会厌软骨形如树叶,下部细长,上部宽阔,下端贴附于甲状软骨前角的内面,前面稍隆凸,后面凹陷对向喉腔。会厌软骨被覆黏膜构成会厌。

二、喉的连结

喉软骨主要借关节和膜相连结(图5-4)。关节包括环甲关节和环杓关节。在喉模型和标本上观察以下结构。

1. 弹性圆锥 在甲状软骨前角后面与环状软骨、杓状软骨之间观察弹性圆锥的形态。弹性圆锥(图5-5,图5-6)为弹性纤维组成的膜状结构,自甲状软骨前角的后面,向下、向后附着于环状软骨上缘和杓状软骨声带突。此膜的上缘游离,紧张于甲状软骨前角与杓状软骨声带突之间,称**声韧带**。弹性圆锥前份较厚,张于甲状软骨下缘与环状软骨弓上缘之间,

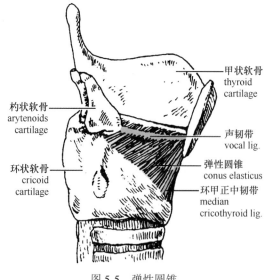

图 5-5 弹性圆锥

称**环甲正中韧带**。

2. 方形膜 方形膜(图 5-6)呈斜方形,由会厌软骨的两侧缘和甲状软骨前角的后面,向后附着于杓状软骨的前内侧缘。此膜下缘游离,称**前庭韧带**。

3. 甲状舌骨膜 甲状舌骨膜为连于甲状软骨上缘与舌骨之间的结缔组织膜。

4. 环甲软骨气管韧带 环甲软骨气管韧带为连于环状软骨下缘与第 1 气管软骨环之间的结缔组织膜。

三、喉 肌

在喉肌标本和模型上观察(图 5-7)如下结构。

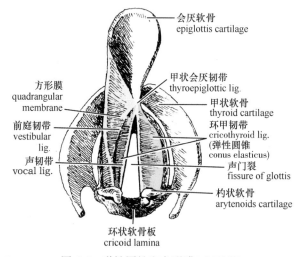

图 5-6 弹性圆锥和方形膜(上面观)

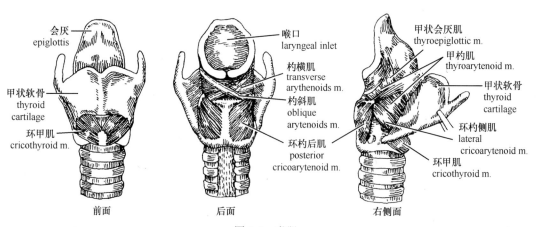

前面   后面   右侧面

图 5-7 喉肌

环杓后肌　起自环状软骨后面,肌纤维向后上方,止于杓状软骨肌突。作用:拉杓状软骨肌突向后内下方,拉声带突转向外上方,使声门裂扩大。

环甲肌　在甲状软骨和环状软骨前面观察此肌,可见其起于环状软骨弓,止于甲状软骨板下缘及甲状软骨下角。可使甲状软骨前倾,紧张声带。

四、喉　腔

喉腔是喉的内腔,向上经喉口通喉咽,向下通气管。内表面被覆有黏膜。在喉切开标本和模型上观察喉腔结构。

1. 喉口　在离体喉标本及喉模型上观察喉口形态及围成。喉口是喉腔的入口,朝向后上方,由会厌上缘、杓状会厌襞和杓间切迹围成(图5-7)。沿会厌上缘两侧向后下方延伸的黏膜皱襞为杓状会厌襞,两侧的杓状会厌襞在喉口后端相连处稍下陷,为杓间切迹。

2. 喉腔分部　在喉正中矢状切模型和标本上观察喉黏膜。可见其约在喉腔中段的两侧壁上,有上下各一对前后平行的黏膜皱襞突入喉腔,上方的一对黏膜皱襞为**前庭襞**,下方的一对黏膜皱襞为**声襞**。两侧前庭襞之间的裂隙称**前庭裂**,两侧声襞及杓状软骨基底部之间的裂隙为**声门裂**。前庭襞和声襞的前端都附着于甲状软骨前角后面。在喉后正中线切开标本上观察声门裂的构成,可见其前 2/3 位于两侧声襞之间,称膜间部,声门裂的后 1/3 位于两侧杓状软骨声带突和基底部之间,叫软骨间部。

喉腔以前庭襞和声襞为界分为三部:即**喉前庭**、**喉中间腔**和**声门下腔**(图

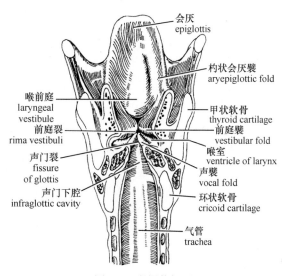

图 5-8　喉冠状切面

5-8)。喉腔在喉口与前庭裂平面之间的部分叫喉前庭。前庭裂平面至声门裂平面之间的部分为喉中间腔,其两侧突入前庭襞与声襞之间的隐窝叫喉室。声襞平面以下为声门下腔,下接气管。用镊子探查声门下腔的黏膜下层,理解婴幼儿喉炎引起急性喉梗阻的缘由。

第四节　气管、主支气管

在气管上支气管模型及其离体标本上观察"C"气管软骨环的形态及数目,观察气管隆嵴的形态,观察左右主支气管的形态差异。

气管位于食管前方,在第 6 颈椎下缘处起自环状软骨下缘,下行至胸骨角平面分为左、右主支气管(图5-9),分叉处称气管杈。在切开气管的标本上,可见气管杈内面有一向上凸的半月状嵴,称**气管隆嵴**(图5-10)。气管由 16~20 个呈"C"形的气管软骨环以及连接各软骨环之间的结缔组织和平滑肌构成,气管后壁缺口由纤维结缔组织膜和平滑肌封闭,称膜壁。结合之前观察到的环状软骨的形态,理解为什么环状软骨损伤后易引起气道狭窄。观察气管颈段与甲状腺的毗邻关系,理解气管切开的位置为什么在 3~5 气管

软骨环处进行。

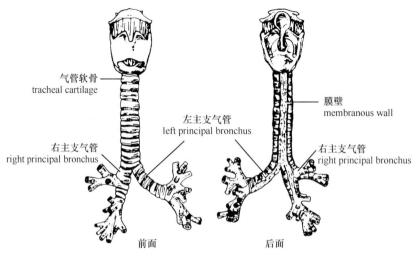

图 5-9　气管与支气管

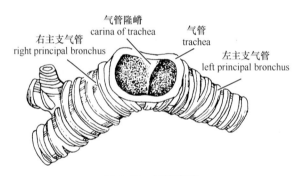

图 5-10　气管隆嵴

主支气管为气管分出的第一级分支。观察可见左主支气管较平斜而细长,右主支气管较陡直而粗短,结合气管隆嵴的位置,理解为什么气管异物多易坠入右主支气管。

第五节　肺

一、肺的位置和形态

在离体肺标本和模型上观察肺的形态(图 5-11、图 5-12),在整尸标本上观察肺的位置。肺为呼吸系统的主要器官,位于胸腔内,膈的上方,左、右两肺分居纵隔两侧。肺表面被覆脏胸膜,表面光滑。在离体肺标本观察,首先区分左、右肺,一般左肺狭长,由斜裂分为上、下两叶,右肺比较宽短,由斜裂和水平裂分为上、中、下三叶。左肺前缘有心切迹。其次观察肺的形态,肺有一尖、一底、二面和三缘。

肺尖:圆钝,经胸廓上口突至颈根部,前面高出锁骨内侧 1/3 段上方 2.5cm。

肺底:位于膈的上面,向上凹陷又称膈面。

二面:①外侧面:较大而圆凸,邻接肋和肋间肌,又称为**肋面**;②内侧面:邻接纵隔,又称**纵隔面**,此面中部有一椭圆形的凹陷,称**肺门**。重点观察主要由出入肺门的结构构成的肺根。

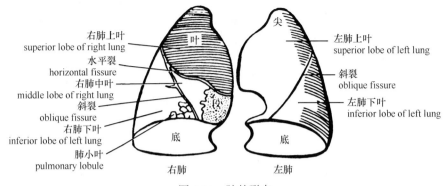

图 5-11　肺的形态

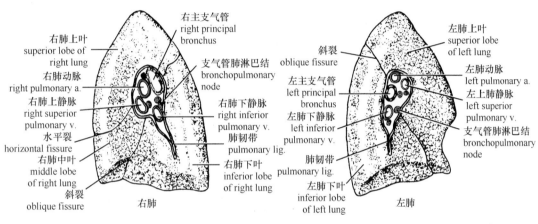

图 5-12　肺的内侧面

观察**肺根结构**:进出肺门的结构,内有**主支气管**、**肺动脉**、**肺静脉**、**神经**、**淋巴管**等出入,它们被结缔组织包裹,称为肺根。首先辨认区分支气管和血管,二者管壁不同,支气管管壁有软骨壁,较厚、较硬,而血管管壁无软骨,较薄较软,肺动脉、肺静脉管壁厚薄基本一致。重点观察肺根内结构排列关系以及**左右肺根结构排列异同点**。两肺根内的结构排列自前向后依次为:肺静脉、肺动脉、主支气管。两肺根的结构自上而下排列不同,左肺根的结构自上而下为:肺动脉、主支气管、下肺静脉;右肺根的结构自上而下为:上叶支气管、肺动脉、肺静脉。

三缘:①前缘:为肋面与纵隔面在前方的移行处,前缘较锐利,左肺前缘下部有心切迹,切迹下方有一突起称左肺小舌;②后缘:为肋面与纵隔面在后方的移行处,较圆钝;③下缘:为膈面与肋面、纵隔面的移行处,其位置随呼吸运动而显著变化。

二、肺段支气管和支气管肺段

在肺段标本和肺段模型上观察,可见在肺门处左、右主支气管分为肺叶支气管(二级支气管)进入肺叶。左肺有上叶和下叶支气管;右肺有上叶、中叶和下叶支气管。肺叶支气管在各肺叶内再分为肺段支气管(三级支气管)(图 5-13),并在肺内反复分支形成树状,称支气管树。每一肺段支气管及其所属的肺组织,称为支气管肺段,简称肺段。各肺段略呈圆锥形,其尖端朝向肺门,底朝向肺表面。左、右肺各分为 10 个肺段。相邻的肺段之间有肺静脉的属支及少许疏松结缔组织。

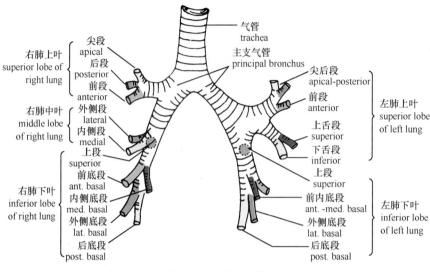

图5-13 肺段支气管

第六节　胸膜和纵隔

胸膜与呼吸系统关系非常密切,根据其所在的部位的不同,分为脏胸膜和壁胸膜。脏胸膜贴附于肺的表面,与肺组织紧密相贴,并伸入各肺裂内。在胸膜保留较为完整的整尸标本上观察壁胸膜,可见壁胸膜贴附于胸壁内面、膈的上面和纵隔侧面,根据贴附的部位不同分为四部分:肋胸膜、膈胸膜、纵隔胸膜和胸膜顶。**肋胸膜**主要贴附于肋骨和肋间肌内面;**膈胸膜**贴附于膈的上面;**纵隔胸膜**贴附于纵隔侧面;**胸膜顶**是壁胸膜的最高部分,高出锁骨内侧1/3段上方2.5cm。脏、壁胸膜是相互连续的。将肺的前缘轻轻推向外侧,可以看到脏胸膜与壁胸膜在肺根处直接连续。

胸膜腔是脏胸膜与壁胸膜之间是一个密闭的潜在性的浆膜囊腔隙,左、右各一,两侧的胸膜腔彼此互不相通,在它们之间有纵隔(图5-14)。正常时,胸膜腔内只有少许浆液。在壁胸膜各部相互移行处,可留有一定的间隙,即使在深吸气时,肺缘也不能深入其间,称胸膜隐窝。其中最大最重要的胸膜隐窝是**肋膈隐窝**,呈半环形,左、右各一,由肋胸膜与膈胸膜转折形成,是胸膜腔的最低部位,胸膜腔积液首先积聚于此。

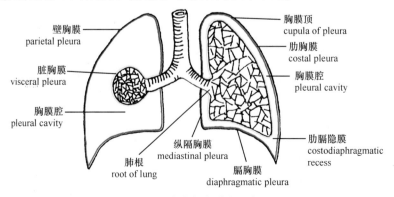

图5-14 胸膜与胸膜腔示意图

在整尸标本上观察纵隔的境界及分区(图 5-15),理解纵隔的概念。纵隔为两侧纵隔胸膜间的脏器与结缔组织的总称,主要包括心脏、心包、大血管、气管、食管、胸导管、神经及淋巴结等。

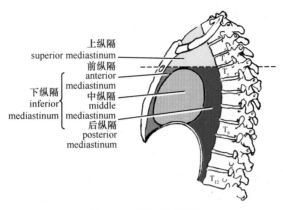

图 5-15 纵隔的分区

复习思考题

1. 名词解释:肺门、肺根、胸腔、胸膜腔、肋膈隐窝。
2. 简述鼻旁窦的名称、位置以及开口位置。
3. 异物易进入哪侧支气管?为什么?
4. 描述喉腔内的结构及喉腔的分部。

（朱晓华）

第六章 泌尿系统

【目的要求】

(一) 掌握内容

1. 泌尿系统的组成和功能。
2. 肾的位置、被膜、形态和结构。
3. 输尿管形态、分部和狭窄。
4. 膀胱的位置、形态特征。
5. 女性尿道的起止及形态特点。

(二) 了解内容

1. 肾的血管、肾段,肾的异常与畸形。
2. 膀胱壁的构造。

【标本教具】

1. 保持原位的泌尿系统器官及肾被膜的尸体标本。
2. 肾冠状剖面标本。
3. 男性泌尿生殖器标本。
4. 男、女性盆腔正中矢状切标本。
5. 泌尿系统解剖教学视频。

【实习内容】

泌尿系统(图 6-1)由肾、输尿管、膀胱和尿道组成。其主要功能是排出机体内溶于水的代谢废物,保持人体内环境的相对稳定。机体新陈代谢所产生的尿素、尿酸、多余的水和无机盐等,经肾过滤后形成尿液,输尿管将尿液输送至膀胱暂时储存,最后经尿道排出体外。

一、肾

(一) 肾的位置和毗邻

在保持原位泌尿系统器官的尸体标本的腹后壁上观察,可见肾位于脊柱两侧,居腹后壁上部(图 6-2)。两肾上端相距较近,下端相距较远,故两肾排列略呈"八"字形。因肝右叶挤压,右肾位置比左肾者略低。左肾上端约平第 11 胸椎体下缘,下端约平第 2 腰椎体下缘;右肾上端约平第 12 胸椎体上缘,下端约平第 3 腰椎体上缘。肾门约平第 1 腰椎,距正中线约 5cm。竖脊肌外侧缘与第 12 肋下缘之间的区域正对着肾门后面,称**肾区**。在某些肾疾病时,叩击或触压该区可引起疼痛。

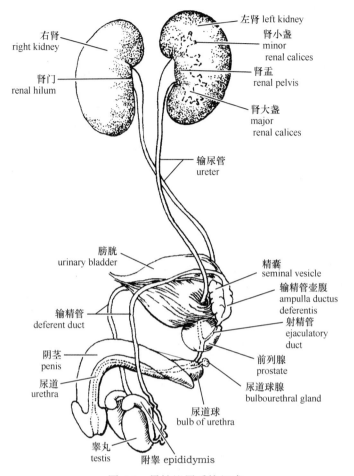

图 6-1 男性泌尿系统组成

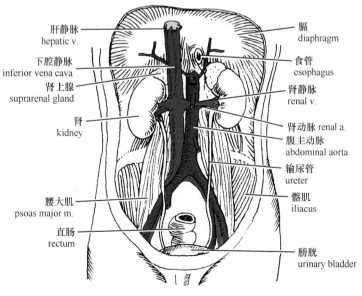

图 6-2 肾的位置

若肾的固定装置不健全(如肾周围脂肪减少或内脏下垂)时,可引起肾下垂或形成游走肾,使肾的位置改变。

观察肾周围邻近的结构,可见:两肾上端均邻肾上腺。肾下垂时,肾上腺可不随肾下降。两肾后面的上 1/3 部与膈相邻(用手从肋膈隐窝后部向前,可探到肾后面的上部),下 2/3 部邻接的结构自内侧向外侧依次是腰大肌、腰方肌与腹横肌。左肾前上部邻胃底后面,中部邻胰尾与脾血管,下部邻空肠与结肠左曲。右肾前上部与肝相邻,下部邻结肠右曲,内侧缘与十二指肠降部相邻接。

(二) 肾的被膜

肾表面包有三层被膜,由外向内依次为肾筋膜、脂肪囊和纤维囊(图 6-3)。在具有完整被膜的肾标本上观察下列各层结构。

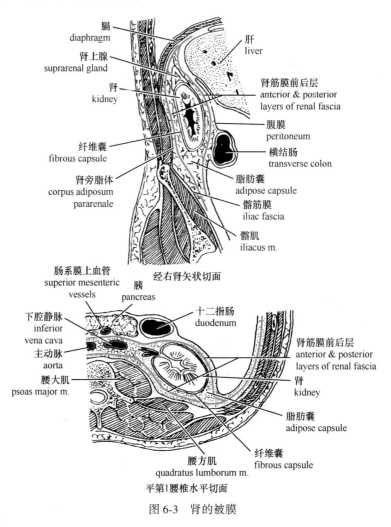

图 6-3　肾的被膜

1. 肾筋膜　为肾被膜的最外层。肾筋膜分前、后两层包裹肾、肾上腺及其周围的脂肪囊。两层在肾和肾上腺的上方相互融合,附着于膈下方。在肾的下方两层分开,其间有输尿管通过。肾筋膜向深面发出许多结缔组织小束,穿脂肪囊与纤维囊相连,对肾起固定作用。

2. 脂肪囊　又称肾床,为包在纤维囊外周的脂肪组织层,对肾起弹性垫样的保护作用。撇开薄层的肾筋膜,即可见其深面的脂肪组织便是脂肪囊。临床上作肾囊封闭,就是将药液注射入肾脂肪囊内。

3. 纤维囊　为坚韧而致密的薄层结缔组织膜,紧贴于肾实质的表面。去除肾周围的脂肪组织后,用镊子可从肾表面撕下一薄层的被膜,即是纤维囊(在病理情况下,纤维囊与肾实质粘连,则剥离困难)。

（三）肾的形态

取一游离的肾标本观察,可见肾具有上、下两端,前、后两面和内、外侧两缘(图6-2)。肾上端较宽而薄,下端较窄而厚。前面较凸,后面平坦,紧贴腹后壁。外侧缘隆凸,内侧缘中部凹陷,称**肾门**,是**肾动脉**、**肾静脉**、**肾盂**、**神经**和**淋巴管**出入的部位。出入肾门的结构被结缔组织包裹形成**肾蒂**。若从肾的形态上区分肾的上、下端困难时,可根据肾盂位于肾门下部偏后方这一特征判定。

（四）肾的结构

取肾的冠状切面标本,可见肾分为肾实质和肾窦两部分。**肾窦**为由肾门向肾实质内形成的凹陷腔隙,主要容纳肾动脉的分支、肾静脉的属支、肾小盏、肾大盏、肾盂及脂肪组织等。肾实质分为肾皮质和肾髓质两部分(图6-4)。

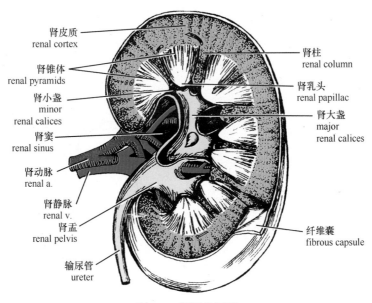

图6-4　肾冠状切面

肾皮质位于肾实质的浅层,约占肾实质厚度的1/3。**肾髓质**位于肾皮质的深部,约占肾实质厚度的2/3,由15~20个肾锥体组成。肾皮质深入到髓质肾锥体之间的部分称为**肾柱**。**肾锥体**呈圆锥形,底朝向皮质,尖朝向肾窦。肾锥体尖称**肾乳头**,有时可见2~3个肾锥体尖合成一个肾乳头,突入**肾小盏**。肾小盏为包绕肾乳头的漏斗形膜状结构,有7~8个。相邻的2~3个肾小盏汇成较大的**肾大盏**,肾大盏有2~3个,它们逐渐汇合成一个漏斗状的扁囊,称为**肾盂**。肾盂离开肾门后向内下走行,逐渐变细,约在第2腰椎上缘移行为**输尿管**。

（五）肾的血管与肾段

肾动脉起自腹主动脉,向外侧横行至肾门处通常分为前支和后支。前支较粗,再分出 4 支,与后支一起进入肾实质内。此 5 个分支在肾内呈节段性分布,称为**肾段动脉**(图 6-5)。每支肾段动脉分布到一定区域的肾实质,称为肾段。肾段动脉分支之间缺乏吻合,不存在侧支循环,故一个肾段动脉阻塞可导致相应的肾段坏死。

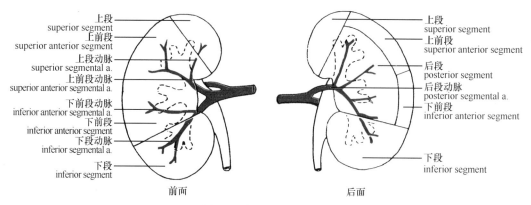

图 6-5　肾段动脉及肾段

（六）肾的畸形与异常

在发育过程中,肾可发生形态、位置、数量的异常或畸形(图 6-6)。常见的有马蹄肾、多囊肾、单肾、双肾盂或双输尿管、低位肾等。

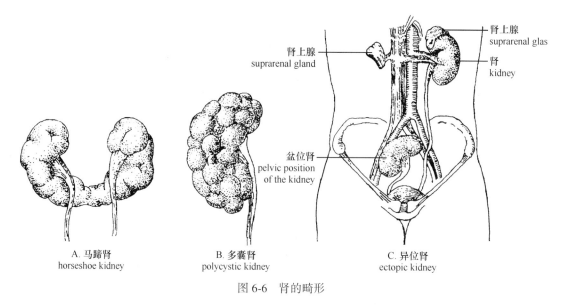

图 6-6　肾的畸形

二、输 尿 管

在保持原位泌尿系统器官的尸体标本上观察,见输尿管为细长的肌性管道。约平第 2 腰椎上缘处续于肾盂,沿腰大肌前面下行,在小骨盆上口处,越过髂血管前方入盆腔,再沿盆腔侧壁向前、下、内方至膀胱后外上角,斜穿膀胱壁而开口于膀胱(图 6-2)。全长可分为输尿管腹段、盆段和膀胱壁内段。女性者,输尿管盆段在子宫颈外侧约2cm处经过子宫动脉后下方,与子宫动脉形成交叉关系,临床行子宫手术结扎子宫动脉时,应注意此位置关系,不要误伤输尿管。

输尿管全长有三处生理性狭窄:**上狭窄**位于肾盂与输尿管移行处;**中狭窄**位于输尿管与髂血管交叉处;**下狭窄**位于输尿管的膀胱壁内部,其中下狭窄为最狭窄处。这些狭窄部位是输尿管结石易嵌顿的部位。如因结石阻塞而过度扩张时,可引起痉挛性收缩而产生剧烈疼痛即为肾绞痛。

三、膀　　胱

膀胱是储存尿液的肌性囊状器官,其形态、大小、位置可随尿液的充盈程度和年龄不同而变化。在盆腔标本上观察膀胱的形态和位置。膀胱充盈时呈卵圆形,空虚时则呈三棱锥体形,分为尖、体、底和颈四部,各部间无明显分界线(图6-7)。**膀胱尖**朝向前上方,以脐正中韧带(胚胎期脐尿管的遗迹)连于脐。**膀胱底**朝向后下方。膀胱尖与底之间的部分为**膀胱体**,膀胱的最下部称**膀胱颈**,在男性与前列腺相接,在女性与尿生殖膈相接。

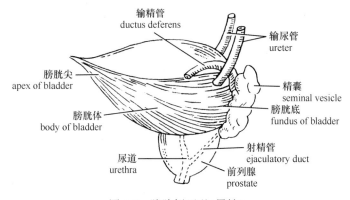

图6-7　膀胱侧面观(男性)

在切开的膀胱标本上观察膀胱内面的结构。可见空虚的膀胱内面形成许多黏膜皱襞,充盈时皱襞消失。但在膀胱底内面,两输尿管口与尿道内口之间的三角形区域,无论膀胱空虚或充盈时,黏膜均保持平滑状态,此区称为**膀胱三角**(图6-8),是肿瘤、结核和炎症的好发部位。

膀胱位于盆腔的前部,耻骨联合后方。膀胱空虚时,膀胱尖一般不超过耻骨联合上缘,充盈时,膀胱尖可高出耻骨联合,这时由腹前壁返折向膀胱的腹膜也随之上移,使膀胱的前下壁直接与腹前壁相贴(图6-9)。此时在耻骨联合上方进行膀胱穿刺术,不会伤及腹膜,避免腹膜腔的感染。膀胱前方为耻骨联合。后方在男性为精囊、输精管壶腹和直肠,在女性为子宫和阴道。膀胱颈在男性邻前列腺,女性邻尿生殖膈。膀胱上面覆有腹膜,男性邻小肠,女性为子宫。

四、尿　　道

尿道是膀胱与体外相通的一段管道,男、女差异极大。男性尿道兼有排尿与排精的功能,故在男性生殖器叙述。女性尿道(图6-8)是单纯的排尿器官,长约5cm,较男性尿道宽、短且直。女性尿道起于膀胱的尿道内口,经阴道前方下行,穿尿生殖膈而开口于阴道前庭的尿道外口。

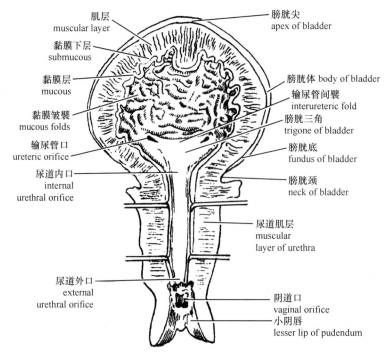

图 6-8 膀胱三角和尿道(女性)

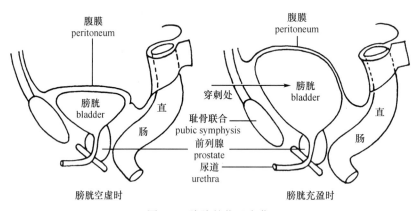

膀胱空虚时   膀胱充盈时

图 6-9 膀胱的位置变化

复习思考题

1. 简述肾的位置、形态和构造。
2. 肾结石易停留在输尿管的哪些部位？为什么？
3. 什么是膀胱三角？

(曾昭明)

第七章 生殖系统

第一节 男性生殖系统

【目的要求】

（一）掌握内容

1. 男性生殖系统的组成。
2. 睾丸和附睾的形态和位置。
3. 输精管的行程分部。
4. 前列腺的位置和形态。
5. 男性尿道的起止、分部、狭窄部位、膨大部位及弯曲部位。
6. 精索的构成、位置。
7. 阴茎的形态、分部及阴茎包皮。

（二）了解内容

1. 睾丸下降过程。
2. 精囊和尿道球腺的位置。

【标本教具】

1. 男性生殖系统原位器官的标本。
2. 男性盆腔正中矢状切面标本。
3. 男性生殖系统模型。

【实习内容】

一、内生殖器

（一）睾丸

在分离的睾丸标本上观察，见其表面光滑，分内外两面、上下两端、前后两缘，其后上方紧贴的是一长索状结构称附睾（图7-1）。

在纵行切开睾丸的标本上观察，可见睾丸表层较厚的部分为睾丸白膜，白膜在睾丸后缘增厚并进入睾丸内，形成睾丸纵隔，睾丸纵隔向睾丸实质内呈放射状发出许多睾丸小隔从而将睾丸实质分成许多锥体状的睾丸小叶。睾丸小叶内是一些管径很细的弯曲的小管，称为精曲小管，男性生殖细胞即精子就是由精曲小管的上皮细胞产生的；精曲小管向后伸入睾丸纵隔内，精曲小管变得更直，称为精直小管；精直小管相互吻合形成睾丸网，睾丸网继续向后上方走行发出许多睾丸输出小管进入附睾头（图7-2）。

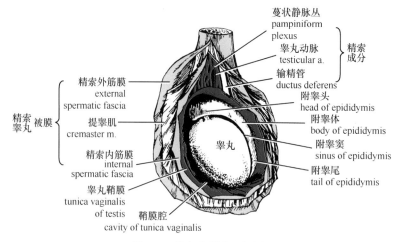

图 7-1 睾丸和附睾(右侧)

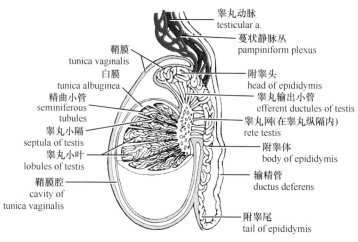

图 7-2 睾丸和附睾的结构

（二）附睾、输精管及精索

1. 附睾　在模型和标本上可见到睾丸的后上方有一长索状结构,称为附睾。位于上端的,较为膨大的部分称为附睾头,中部扁圆称为附睾体,末端变细称为附睾尾,附睾尾向上弯曲移行为输精管。

2. 输精管　输精管为附睾管的直接延续,其管壁厚,肌层发达,管腔细小,用手触摸呈圆索状,有一定的坚实感。根据输精管的走行可将其分为四个部分:①睾丸部:位于睾丸后缘,自附睾尾端,沿附睾内侧上行;②精索部:介于睾丸上端至腹股沟管皮下环之间,此部位置表浅,是输精管的结扎部位;③腹股沟管部:位于腹股沟管的精索内;④盆部:是最长的一段,自腹股沟管腹环穿出后,向下沿盆侧壁行至膀胱底的后面,在此两侧输精管接近并扩大称为输精管壶腹,与两侧的精囊腺的排泄管汇合成射精管。

3. 精索　为一对柔软的圆索状结构,自腹股沟管腹环延至睾丸上端。提起精索,用手指感觉其内有坚实感的输精管。精索表面包有三层被膜,从外向内为精索外筋膜、提睾肌和精索内筋膜。精索内主要结构有输精管、睾丸血管、输精管血管、神经、淋巴管和鞘韧带等结构。

（三）精囊和射精管

膀胱底的后面，输精管壶腹的外侧，有一表面凸凹不平的囊状结构，为精囊（图7-3）。精囊的排泄管向下与同侧的输精管末端汇合成射精管。观察挂图及男性盆腔正中矢状切标本，可见射精管斜穿前列腺实质，开口于尿道的前列腺部。

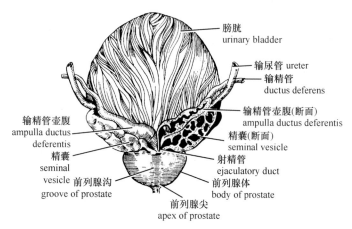

图7-3 膀胱、前列腺及精囊（后面观）

（四）前列腺

在模型和标本上观察，可见前列腺位于膀胱颈和尿生殖膈之间，前列腺的后方紧邻直肠。前列腺呈栗子样大小，质地坚硬，上端宽大称前列腺底，下端细小称前列腺尖，底和尖之间为前列腺体。在前列腺体的后面较平坦，正中有一纵形的浅沟称为前列腺沟。在肛门指检的过程中可以触及到这条浅沟，患前列腺肥大时，此沟变浅或消失。近前列腺底的后缘处有一对射精管穿入前列腺。

（五）尿道球腺

在模型上观察，尿道球腺呈豌豆样大小，左右各一，位于尿生殖膈内，其排泄管细长，开口于尿道球部。

二、外 生 殖 器

（一）阴囊

为一皮肤囊袋，位于阴茎的后下方。在切开阴囊壁的标本上观察，可见阴囊的皮肤很薄，呈暗褐色。皮肤的深面为浅筋膜，即肉膜，缺乏脂肪，内含平滑肌纤维。皮肤和肉膜紧密相连，肉膜在正中线向深部发出阴囊中隔，将阴囊腔分隔为左、右两部，分别容纳两侧的睾丸、附睾和输精管下段。

在切开睾丸鞘膜壁层的标本上，可见鞘膜的脏层衬于睾丸表面，但睾丸的后缘及附睾贴附处均无鞘膜被膜。脏层和壁层之间密闭的腔隙为鞘膜腔，脏、壁两层鞘膜在睾丸后缘相互移行。

（二）阴茎

在尸体标本上观察阴茎的形态和位置。可见阴茎的后端为阴茎根，附着在耻骨下支和坐骨支。中部呈圆柱状的为阴茎体，悬于耻骨联合的前下方。体的前端为阴茎头，其尖端处有一矢状位的尿道外口，在腹侧有一皮肤皱襞，连于包皮与尿道外口之间，即包皮系带。

在阴茎横切面的标本上观察,可见阴茎由三个海绵体构成。每个海绵体的外面都包有一层坚厚的白膜,三个海绵体的外面共同包有阴茎深、浅筋膜和皮肤。位于背侧的两个为阴茎海绵体,注意观察位于阴茎海绵体中央的阴茎深动脉。位于腹侧的一个为尿道海绵体,其中央部可见有尿道。

（三）男性尿道

在男性盆腔正中矢状切面标本及模型上观察。男性尿道长约16~22cm,起自尿道内口,向下穿经前列腺、尿生殖膈和阴茎,止于尿道外口。男性尿道可分为3部分(图7-4):①尿道贯穿前列腺的部分为尿道的**前列腺部**,是尿道中最宽和最易扩张的部分;②穿经尿生殖膈的部分称为尿道**膜部**,是三部中最短的部分,管腔狭窄,其周围有尿道括约肌(骨骼肌)包绕,可控制排尿;③尿道贯穿尿道海绵体的部分称为尿道的**海绵体部**,是尿道最长的一段。尿道球内的尿道较宽阔,称尿道球部,尿道球腺排泄管开口于此部。在阴茎头内的尿道扩大成尿道舟状窝。临床上将尿道的前列腺部和膜部合称为后尿道,海绵体部称为前尿道。

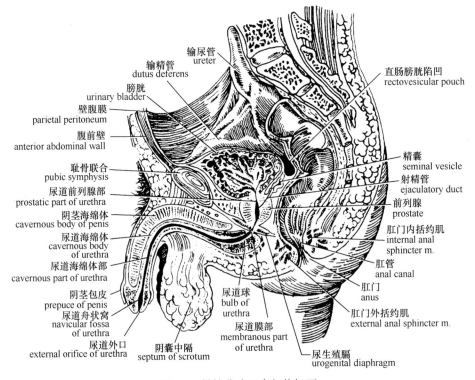

图7-4 男性盆腔正中矢状切面

男性尿道在行径中粗细不一,全长有三个狭窄、三个膨大和两个弯曲。**三个狭窄**分别位于尿道内口、尿道膜部和尿道外口。**三个膨大**分别位于尿道前列腺部、尿道球部和尿道舟状窝。**两个弯曲**分别是凹向前上方的耻骨下弯,位于耻骨联合下方2cm处,此弯曲恒定无变化;另一个弯曲为凹向后下方的耻骨前弯,在耻骨联合前下方,此弯曲可随上提阴茎而消失。临床上可采用上提阴茎使耻骨前弯消失的方式减少男性导尿术或经男性尿道插入器械的困难程度。

复习参考题

1. 简述精子的产生及排出途径。

2. 简述男性尿道的分部,三个狭窄、三个膨大及两个弯曲。

第二节 女性生殖系统

【目的要求】

（一）掌握内容

1. 女性生殖系统的组成和功能。
2. 卵巢的位置和韧带。
3. 输卵管的位置、形态分部。
4. 子宫的位置、形态和固定装置。
5. 阴道后穹的位置、毗邻和临床意义。
6. 成年女性乳房的形态结构。
7. 广义会阴和狭义会阴的概念。

（二）了解内容

1. 女性外生殖器的形态结构。
2. 阴道的形态。
3. 盆膈和尿生殖膈的构成。

【标本教具】

1. 女性生殖系统原位器官的标本。
2. 女性盆腔正中矢状切面标本。
3. 女性骨盆模型及生殖系统模型。
4. 女性会阴模型。

【实习内容】

一、内 生 殖 器

（一）卵巢

在离体的女性内生殖器和女性盆腔正中矢状切面标本或模型上,观察卵巢的位置、形态和韧带。

卵巢为实质性器官,位于盆腔侧壁髂内、外动脉起始部的夹角内(图 7-5)。卵巢呈扁的椭圆形,质较坚韧,表面凹凸不平(未排卵者表面光滑)。卵巢可分为内、外侧两面,前、后两缘和上、下两端。内侧面朝向盆腔,外侧面与盆腔侧壁相贴。上端为子宫端,借卵巢固有韧带与子宫底的后下方相连。前缘借卵巢系膜与子宫阔韧带相连,其中部为卵巢门,是卵巢动脉、静脉、淋巴管和神经等出入之处;后缘游离。卵巢悬韧带内含卵巢的血管、淋巴管、神经丛、结缔组织和平滑肌等。卵巢固有韧带呈条索状,由结缔组织和平滑肌构成。

（二）输卵管

在离体的女性内生殖器和女性盆腔正中矢状切面标本或模型上,观察输卵管的位置、

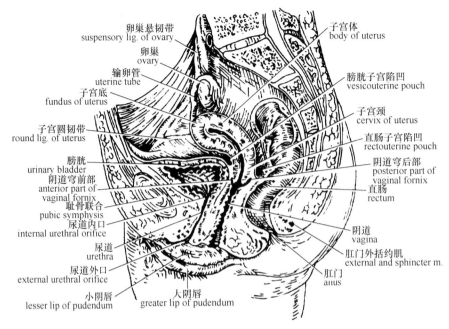

卵巢悬韧带
suspensory lig. of ovary
卵巢
ovary
输卵管
uterine tube
子宫底
fundus of uterus
子宫圆韧带
round lig. of uterus
膀胱
urinary bladder
阴道穹前部
anterior part of
vaginal fornix
耻骨联合
pubic symphysis
尿道内口
internal urethral orifice
尿道
urethra
尿道外口
external urethral orifice
小阴唇
lesser lip of pudendum
大阴唇
greater lip of pudendum
子宫体
body of uterus
膀胱子宫陷凹
vesicouterine pouch
子宫颈
cervix of uterus
直肠子宫陷凹
rectouterine pouch
阴道穹后部
posterior part of
vaginal fornix
直肠
rectum
阴道
vagina
肛门外括约肌
external and sphincter m.
肛门
anus

图 7-5 女性盆腔正中矢状切面

分部及各部的形态结构特点。

输卵管是一对输送卵子的肌性管道,长约 10～14cm,连于子宫底的两侧,位于子宫阔韧带上缘内。其外侧端游离,以输卵管腹腔口开口于腹膜腔;内侧端以输卵管子宫口与子宫腔相通。输卵管由内侧向外侧分为四部:①**输卵管子宫部**:为输卵管穿经子宫壁的部分。②**输卵管峡**:紧邻子宫底外侧,短而狭窄,壁较厚,水平向外移行为壶腹部,输卵管结扎术常在此部进行。③**输卵管壶腹部**:管腔粗而较长,管壁薄,约占输卵管全长的 2/3,行程弯曲,卵细胞通常在此部受精。④**输卵管漏斗**:为输卵管外侧端呈漏斗状膨大的部分,漏斗末端的中央有输卵管腹腔口开口于腹膜腔,卵巢排出的卵子由此进入输卵管。漏斗末端周缘的指状突起称为**输卵管伞**(图 7-6)。

(三) 子宫

利用离体的完整子宫标本、女性盆腔正中矢状切面标本或模型,观察子宫的形态、结构和位置。

1. 形态 在盆腔中央、膀胱与直肠之间的一个前后稍扁的肌性器官,即为子宫。成年女性的子宫呈倒置梨形,子宫外形可分为三部:①**子宫底**:为两侧输卵管子宫口水平以上的宽而圆隆的部分。子宫底两侧与输卵管结合处称为子宫角。②**子宫颈**:为子宫下端长而狭细呈圆柱形的部分。子宫颈的下段突入到阴道内称为子宫颈的**阴道部**;子宫颈的上段位于阴道以上,称为子宫颈的**阴道上部**。③**子宫体**:为子宫底与子宫颈之间的部分,上宽下窄。子宫颈与子宫体相互移行的狭细的部分称为**子宫峡**,产科常在此处进行剖宫取胎术。

在子宫冠状切面标本或模型上观察子宫内腔。子宫内腔较狭窄,分为上、下两部。上部由子宫底、体围成,称子宫腔。**子宫腔**呈三角形,底向上,两侧角通输卵管;尖向下,通子宫颈管。子宫内腔的下部在子宫颈内,称**子宫颈管**。子宫颈管呈梭形,上口通子宫腔,下口通阴道称**子宫口**。

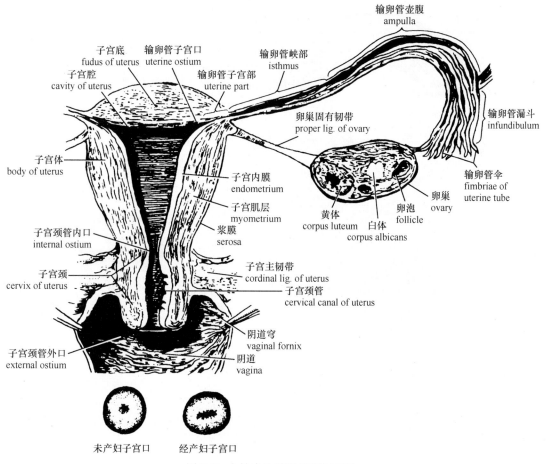

图 7-6 女性内生殖器(冠状切面)

2. 结构 在子宫矢状切面标本或模型上观察子宫壁的结构。子宫壁由外向内分为三层:①外膜:为覆盖子宫体、子宫底的浆膜,其余部分为纤维膜。②肌层:由平滑肌组成。③内膜:即子宫内膜。

3. 位置 子宫位于盆腔中央,膀胱和直肠之间,下端突入阴道,两侧有输卵管和卵巢。子宫底位于骨盆入口平面以下,朝向前上方;子宫颈朝向后下方,其下端在坐骨棘平面的稍上方。成人子宫的位置是轻度的**前倾前屈位**,前倾为子宫颈长轴与阴道长轴之间的向前开放的钝角,前屈是指子宫体和子宫颈之间形成一个向前开放的钝角。

4. 子宫的固定装置 在离体的女性内生殖器和腹膜完整的女性盆腔或模型上观察子宫的韧带(图 7-7)。

(1)**子宫阔韧带**:是覆盖子宫前后壁的双层腹膜结构,其向外侧和内下分别延续至盆腔侧壁和盆底,与盆壁的腹膜相延续。子宫阔韧带可限制子宫向两侧移位。

(2)**子宫圆韧带**:为一对圆索状结构,由平滑肌和结缔组织构成。起于子宫角的前下方,在子宫阔韧带前层的覆盖下呈弓形行向前外侧,穿过腹股沟管,终止于阴阜和大阴唇前端的皮下,其功能是维持子宫的前倾。

(3)**子宫主韧带**:位于子宫阔韧带的基底部、子宫颈阴道上部及阴道穹侧壁与盆腔侧壁之间,由结缔组织和平滑肌构成,将子宫颈连于盆腔侧壁,其功能是防止子宫向下脱垂。

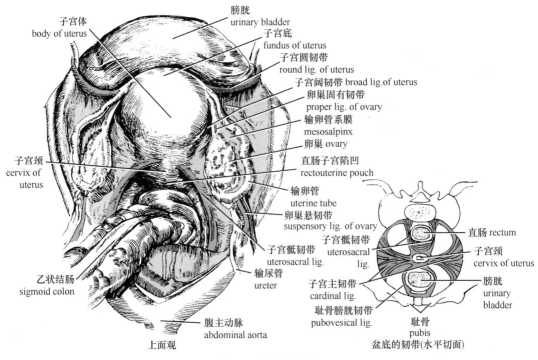

图 7-7　子宫的韧带

（4）**子宫骶韧带**：起自子宫颈后面的外上侧，向后绕过直肠两侧，止于第 2、3 骶椎前面的筋膜，由结缔组织和平滑肌构成。此韧带向后上牵引子宫颈，并与子宫圆韧带共同维持子宫的前倾前屈位。

（四）阴道

在女性正中矢状切面标本和模型上观察，阴道为前后略扁的肌性管道，连接子宫和外生殖器。阴道的前壁较短，邻膀胱和尿道；后壁较长，邻直肠。阴道下部穿尿生殖膈，以阴道口开口于阴道前庭的后部。阴道上端宽阔，包绕子宫颈的阴道部，二者之间的环形的间隙称为**阴道穹**。阴道穹可分为前部、后部和侧部，其中阴道穹后部位置最深，后邻直肠子宫陷凹。当直肠子宫陷凹有积液时，可经阴道穹后部进行穿刺或引流。

二、外生殖器

女性外生殖器又称**女阴**，包括**阴阜**、**大阴唇**、**小阴唇**、**阴道前庭**、**阴蒂**、**前庭球**和**前庭大腺**等（图 7-8）。

在女性会阴标本或模型上观察：①阴阜为耻骨联合前面的皮肤隆起，富有皮下脂肪；②大阴唇为一对纵长隆起的皮肤皱襞。左、右大阴唇的前、后端互相连合，分别称唇前连合和唇后连合；③小阴唇为位于大阴唇内侧的一对纵行的皮肤皱襞，较薄，表面光滑无阴毛。两侧小阴唇后端相互连接，形成阴唇系带，前端延伸为阴蒂包皮和阴蒂系带。④阴道前庭为左、右小阴唇之间的裂隙，其前部有尿道外口，后部有阴道口；⑤阴蒂位于尿道外口的前方，由两个阴蒂海绵体组成，相当于男性的阴茎海绵体，露于表面的为阴蒂头；⑥前庭球相当于男性的尿道海绵体，呈蹄铁形，分为二个外侧部和中间部。外侧部较大，位于大阴唇的皮下。中间部细小,位于阴蒂体与尿道外口之间的皮下;⑦前庭大腺位于阴道口的两侧,前庭球的后端,似豌豆大小,其导管开口于阴道前庭后部、阴道口的后外侧。

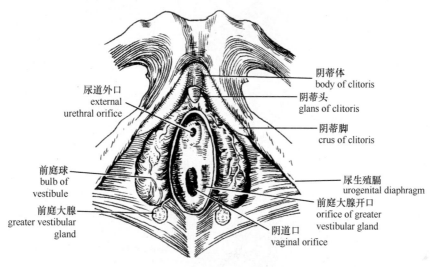

图 7-8 阴蒂、前庭球和前庭大腺

【附】 乳 房

在显示女性乳房的标本上观察乳房位置、形态和结构。

乳房位于胸前壁的浅筋膜内。成年女性上至第 2~3 肋,下至第 6~7 肋,内侧至胸骨旁线,外侧可达腋中线。乳头平第 4 肋间隙或第 5 肋。成年女性未产妇的乳房为半球形。乳房中央有乳头,其顶端有输乳管;乳头周围的色素沉着区为乳晕。

乳房由皮肤、纤维组织、脂肪组织和乳腺等构成(图 7-9)。乳腺由 15~20 个乳腺叶构成,每个乳腺叶有一排泄管,行向乳头。在近乳头处输乳管膨大称输乳管窦,其末端变细开口于乳头。乳腺叶和输乳管均已乳头为中心呈放射状排列,乳房手术时宜做放射状切口,以减少对乳腺叶和输乳管的损伤。乳房皮肤与乳腺深面的胸筋膜之间,连有许多纤维组织小束,称**乳房悬韧带**或 **Cooper 韧带**,对乳房起支持和固定作用(图 7-10)。

【附】 会 阴

狭义会阴是指肛门与外生殖器之间的区域,产妇分娩时应注意保护此区,以免造成会阴撕裂。广义会阴是指封闭小骨盆下口的全部软组织。在女性会阴模型上观察会阴的境界:前界为耻骨联合下缘,后界为尾骨尖,两侧界为耻骨下支、坐骨支、坐骨结节和骶结节韧带。通过两侧坐骨结节的连线,可将会阴分为前、后两个三角形的区域,前部为**尿生殖三角**,后部为**肛三角**(图 7-11)。

盆膈是封闭骨盆下口的主要结构,由肛提肌、尾骨肌和覆盖在两肌上、下面的盆膈上筋膜和盆膈下筋膜组成,中央有直肠穿过,对承托盆腔脏器有重要作用。**尿生殖膈**封闭尿生殖三角,由尿生殖膈上筋膜、尿生殖膈下筋膜及其间的会阴深横机和尿道括约肌共同组成,有加强盆底和协助承托盆腔脏器的作用。男性尿道及女性的尿道和阴道穿过尿生殖膈。

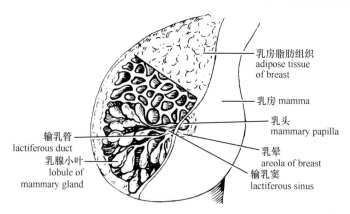

图 7-9　女性乳房模式图

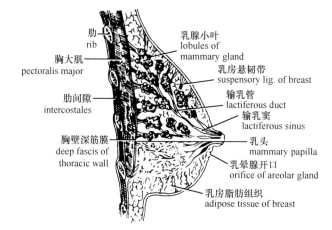

图 7-10　女性乳房矢状切面

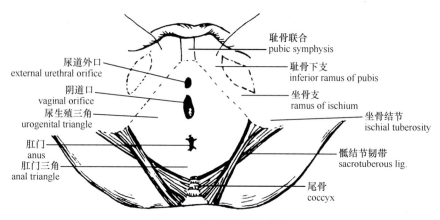

图 7-11　会阴的境界和分部

复习参考题

1. 名词解释:乳房悬韧带、狭义会阴、盆膈、尿生殖膈。
2. 简述子宫的位置、分部及子宫固定装置。

（米永杰）

第八章 腹 膜

【目的要求】

(一) 掌握内容

1. 腹膜、腹膜腔的概念。
2. 小网膜的位置和分部。
3. 大网膜和网膜囊的位置。
4. 直肠膀胱陷凹和直肠子宫陷凹。

(二) 熟悉内容

1. 腹膜内位器官、腹膜间位器官及腹膜外位器官的名称。
2. 各个系膜的名称和附着。
3. 主要韧带的名称和位置。

(三) 了解内容

1. 大网膜的构成和功能。
2. 腹膜皱襞和隐窝。

【标本教具】

1. 打开腹前壁的尸体(注意保持内脏自然状态)。
2. 男女盆腔标本。
3. 腹膜相关挂图。

【实习内容】

一、腹膜与腹膜腔

腹膜分两层,一层衬于腹、盆壁内表面的部分,称壁腹膜;一层覆盖于腹、盆腔脏器表面的部分,称脏腹膜。壁、脏腹膜相互移行,共同围成不规则的潜在腔隙,称腹膜腔。腹膜腔内含有少量浆液,起润滑和减少脏器间摩擦的作用。男性腹膜腔为一封闭的腔隙;女性腹膜腔则经输卵管腹腔口、子宫、阴道与外界间接相通。

二、腹膜与脏器的关系

根据腹、盆腔脏器被腹膜覆盖范围的大小可以分为三类:即腹膜内位器官、腹膜间位器官和腹膜外位器官(图8-1)。

在尸体标本上辨认下列器官:

1. 腹膜内位器官 腹膜内位器官是指器官表面几乎全被腹膜包裹,器官移动性大,如胃、十二指肠上部、空肠、回肠、盲肠、阑尾、横结肠、乙状结肠、脾、卵巢和输卵管等。

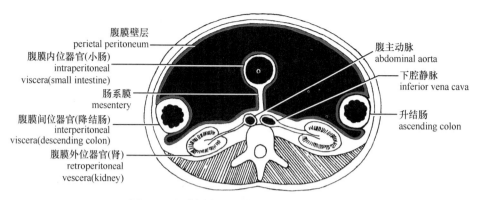

图 8-1　腹膜与脏器的关系示意图(横切面)

2. 腹膜间位器官　腹膜间位器官是指器官表面大部分被腹膜包被,其位置较固定,如肝、胆囊、升结肠、降结肠、直肠上段、子宫和充盈的膀胱等。

3. 腹膜外位器官　腹膜外位器官是指器官仅一面或小部分被腹膜覆盖,其位置固定,如十二指肠降部和水平部、直肠中下部、胰、肾、肾上腺、输尿管和空虚的膀胱等。

三、腹膜形成的结构

腹膜从腹、盆壁移行于器官,或由一个器官移行到另一个器官,其移行的部分常形成许多腹膜结构,主要有网膜、系膜、韧带和陷凹,这些结构不仅对器官起着支持和固定作用,也是神经、血管出入脏器的途径。在标本上辨认以下结构。

(一) 网膜

网膜是连于胃小弯和胃大弯的双层结构,网膜包括小网膜和大网膜。

1. 小网膜　是连于肝门和胃小弯及十二指肠上部之间的双层腹膜结构,肝门和胃小弯之间的部分称**肝胃韧带**;肝门与十二指肠上部之间的部分称**肝十二指肠韧带**。后者的右缘游离,其内含有胆总管、肝固有动脉和门静脉等。肝十二指肠韧带的后方为网膜孔,是网膜囊与腹膜腔的唯一通道,约可插入 1~2 个手指。手术时,常经此孔指诊,探查胆道等。

2. 大网膜　是连于胃大弯与横结肠间的四层腹膜结构,呈围裙状。大网膜的前两层是由覆盖胃前、后壁的脏腹膜自胃大弯下缘下垂而成,当下垂至腹下部后转折向上形成后两层,并向上包裹横结肠,移行为横结肠系膜,与腹后壁的腹膜相续。

3. 网膜囊　是位于小网膜和胃后方与腹后壁腹膜间的扁窄间隙,又称小腹膜腔(图 8-2)。当胃后壁穿孔时,胃内容物常聚集在此囊。

(二) 系膜

系膜是指将肠管连至腹壁的双层腹膜结构,包括肠系膜、阑尾系膜、横结肠系膜和乙状结肠系膜等。

1. 肠系膜　呈扇形,将空、回肠连于腹后壁的双层腹膜结构。向后集中附着于腹后壁的部分称肠系膜根,长约 15cm,自第 2 腰椎左侧斜向后下方,止于右骶髂关节前方。由于小肠系膜较长,因而空、回肠活动性大,有助于食物的消化和吸收,但也易发生肠扭转,甚至引起肠梗阻。小肠系膜两层间含有肠系膜上血管、淋巴管及其分支,神经和淋巴结等。

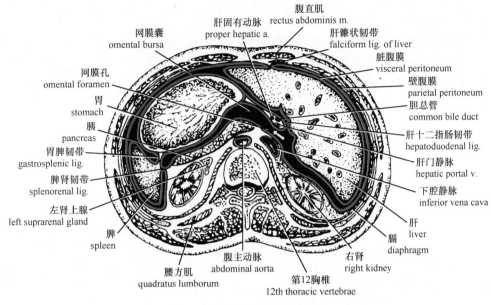

图 8-2　腹腔横断面(平网膜孔)

2. **阑尾系膜**　是阑尾与回肠末端间的三角形双层腹膜结构,其游离缘内有阑尾血管走行。

3. **横结肠系膜**　是横结肠与腹后壁间的双层腹膜结构。系膜内含有横结肠的血管、神经、淋巴管和淋巴结等。

4. **乙状结肠系膜**　是乙状结肠与盆壁间双层腹膜结构。该系膜较长,故乙状结肠活动性较大,易发生肠扭转。系膜内含乙状结肠血管、直肠上血管、淋巴管、淋巴结和神经。

(三) 韧带

韧带是连于腹壁与器官之间或连于相邻器官之间的腹膜结构,对器官有固定和悬吊作用。

1. **肝的韧带**　除前述肝胃韧带、肝十二指肠韧带外,还有镰状韧带、冠状韧带和三角韧带。**镰状韧带**是腹前壁上部与肝上面之间的双层腹膜结构,呈矢状位,其游离缘内含有肝圆韧带。**冠状韧带**是肝与膈之间的腹膜结构,呈冠状位,分前后两层,两层之间为肝的裸区。冠状韧带前后在肝上面的左右端处,互相合并形成左、右**三角韧带**。

2. **脾的韧带**　主要有胃脾韧带和脾肾韧带。胃脾韧带是连于胃底和脾门间的双层腹膜结构,其间有胃短血管和胃网膜血管通过。脾胃韧带是脾门连至左肾前面的双层腹膜结构,其内含有脾的血管和神经。

(四) 陷凹

陷凹是腹膜腔在器官之间形成的大而恒定的腹膜间隙,主要位于盆腔内。男性在膀胱与直肠之间有**直肠膀胱陷凹**。女性在子宫与膀胱间有**膀胱子宫陷凹**;直肠与子宫间有**直肠子宫陷凹**,该陷窝较深,与阴道穹后部间仅隔一薄层的阴道后壁,当女性盆腔积液或积脓时,可经阴道穹后部穿刺抽取积液以便诊断和治疗。站立或半卧位时,男性的直肠膀胱陷凹和女性的直肠子宫陷凹是腹膜腔的最低部位,故积液常积存在这些陷凹内。

复习思考题

1. 女性腹膜腔通过哪些途径与外界相通？
2. 试述腹膜形成的主要结构。
3. 女性腹膜腔内的腹膜陷凹及其临床意义？

（李　健）

第三篇 脉管系统

脉管系统包括心血管系统和淋巴系统。

心血管系统包括心和血管,血液在心血管内循环流动。**心**是中空的肌性器官,是心血管系统的"动力泵",又具有重要的内分泌功能。心借心间隔(心中隔)分为互不相通的左、右两半,每半又分为上方的心房和下方的心室,故心有4个腔,即**右心房**、**右心室**、**左心房**和**左心室**。心房和心室借房室口相通。在左、右房室口处均有瓣膜,可顺血流而开放,逆血流而关闭,以保证血液的定向流动。**血管**包括动脉、毛细血管和静脉。动脉是运送血液出心的管道,由心室发出,在行程中不断分支,越分越细,并最终移行为毛细血管。静脉是导血回心的管道,在向心回流过程中不断接受属支,逐渐汇合,由细变粗,最后汇入心房。

淋巴系统包括淋巴管道、淋巴器官和淋巴组织。淋巴液沿淋巴管道向心流动,最后注入静脉。因此,淋巴管道常被看作是静脉的辅助管道。

脉管系统的主要功能是将营养物质和氧运送到全身各组织细胞,并将组织细胞的代谢产物运送到肾、肺和皮肤,排出体外。此外,脉管系统还把内分泌腺和内分泌细胞分泌的激素运送到全身各器官,以实现机体的体液调节。

第九章 心血管系统

第一节 心

【目的要求】

一、掌握内容

1. 心的位置、外形,各心腔的形态结构。
2. 房间隔、室间隔的形态结构。
3. 心腔内血流途径及瓣膜的作用。
4. 心传导系统的组成及各结构的位置和功能。
5. 左、右冠状动脉的起始、行程、重要分支及其分布。
6. 冠状窦的位置和开口。
7. 掌握心包的组成、心包窦的概念。
8. 心的体表投影。

二、了解内容

1. 心壁的构造、心的纤维性支架及其常见缺损部位。

2. 心传导系统的常见变异。

3. 冠状动脉的分布类型。

4. 心大、中、小静脉的行径、注入部位。

5. 心包横窦、斜窦和前下窦的位置。

【标本教具】

1. 打开胸前壁显示心和全身血管的整尸标本。

2. 显示心外形和显露各心腔结构的离体心标本。

3. 显示心和心血管的瓶装标本。

4. 心的模型。

5. 心解剖的教学视频。

【实习内容】

一、心的位置和毗邻

在打开胸前壁的完整尸体上观察,心位于胸腔的中纵隔内,居两肺之间,膈肌之上,外面被以心包,约 2/3 在身体正中线的左侧,1/3 在正中线的右侧(图 9-1)。心的前方对向胸骨体和第 2~6 肋软骨,后方平对第 5~8 胸椎,下方邻膈,上方连有出入心的大血管。心的前面大部分被肺和胸膜遮盖,只有一小部分邻接胸骨体和肋软骨,称心包裸区。

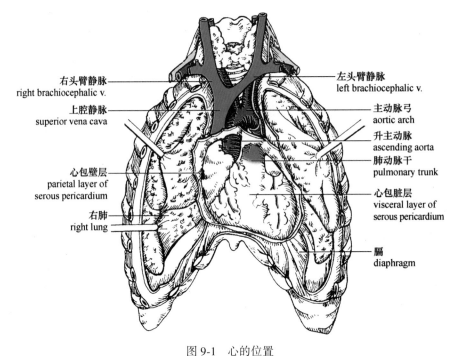

右头臂静脉 right brachiocephalic v.

上腔静脉 superior vena cava

心包壁层 parietal layer of serous pericardium

右肺 right lung

左头臂静脉 left brachiocephalic v.

主动脉弓 aortic arch

升主动脉 ascending aorta

肺动脉干 pulmonary trunk

心包脏层 visceral layer of serous pericardium

膈 diaphragm

图 9-1　心的位置

二、心的外形

观察显示心外形的离体心脏标本或模型。心的大小似本人拳头,其形态似倒置的圆锥体,可分为一尖、一底、两面、三缘、表面有四条沟(图 9-2,图 9-3)。观察各形态结构的位置和组成。

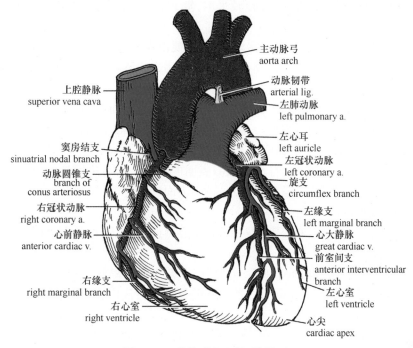

图 9-2　心的外形和血管(胸肋面)

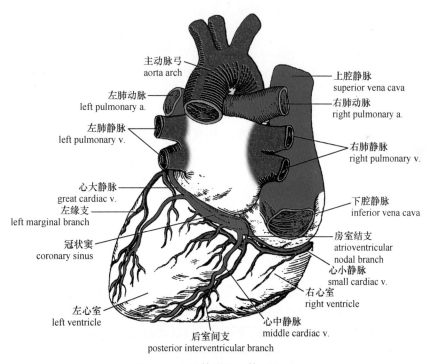

图 9-3　心的外形和血管(膈面)

一尖:**心尖**钝圆,朝向左前下方,主要由左心室构成。

一底:**心底**朝向右后上方,主要由左心房和小部分右心房构成。

二面:**胸肋面**(前面)在胸骨体和肋软骨的后方,大部分由右心房和右心室构成,小部分由左心耳和左心室构成。**膈面**(后下面)较平坦,坐于膈上,大部分由左心室构成,小部分由右心室构成。

三缘:**左缘**圆钝而不明显,自左心房至心尖,主要由左心室及小部分左心耳构成。**右缘**是胸肋面与心底的分界线,圆钝而近垂直,由右心房构成。**下缘**是胸肋面与膈面的分界线,接近水平,由右心室和心尖构成。左缘和下缘在心尖处相接。

四条沟:①**冠状沟**,除了肺动脉基部之外,几乎环绕心一周的沟,是心房与心室的分界标志。②**前室间沟**,为位于胸肋面的一条由冠状沟纵行下降至心尖右侧1~2cm,即心尖切迹的浅沟。③**后室间沟**,为位于膈面的一条自冠状沟纵行下降至心尖切迹的浅沟。前、后室间沟在心尖切迹处汇合,是左、右心室在心表面的分界。④**后房间沟**,在心底,右心房与右上、下肺静脉交界处的浅沟,是左、右心房在心表面的分界。后房间沟、后室间沟与冠状沟相交处称**房室交点**(crux)。

心被心间隔分为右心房、右心室、左心房和左心室四部分,观察各部分所在位置和表面结构。

右心房构成心的右缘及心底右侧一小部分,上方连上腔静脉,下方连下腔静脉。在右心房表面,上、下腔静脉口前缘之间有一条不甚明显的纵行浅沟,即**界沟**。右心房向左前方的突出结构叫**右心耳**。

胸肋面大部分的区域即为右心室,其上部呈圆锥形,为**动脉圆锥**,由此向左后上方延伸的一条大血管叫**肺动脉干**。

前、后室间沟左侧,冠状沟以前的区域为左心室,它占膈面大部分和胸肋面小部分,构成心尖和几乎左缘的全部。

在心的右后上方观察,可见心底的大部分由左心房构成。左心房近似四边形,左、右两侧各有两条肺静脉通入。在肺动脉干的左侧,左心房向前突出的结构叫**左心耳**。

三、心 间 隔

心间隔把心分隔为容纳动脉血的左半心和容纳静脉血的右半心,它们之间互不相通。左、右心房之间为房间隔,左、右心室之间为室间隔(图9-4)。

(一)房间隔

房间隔为分隔左、右心房之隔,由两层心内膜中间夹少量心房肌纤维和结缔组织构成。房间隔是倾斜的,右心房在隔的右前方,左心房在隔的左后方。自右心房观察房间隔,可见在下腔静脉入口的左上方,有一椭圆形的浅凹,名**卵圆窝**,是房间隔最薄弱处。

(二)室间隔

室间隔是分隔左、右心室之隔,室间隔可分为肌部和膜部两部分。肌部占室间隔的大部分,由肌组织被覆心内膜而成。膜部较薄,缺乏心肌纤维,位于心房与心室交界部位,为室间隔上方的一个小的卵圆形区域。室间隔膜部的右侧面有三尖瓣隔侧瓣附着,将膜部分为后上方的房室部和前下方的室间部。室间隔缺损多发生在膜部。

四、心 腔

观察显示心内部结构的离体标本或模型。

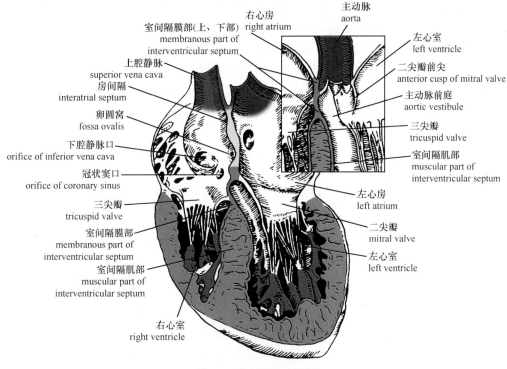

图 9-4 房间隔和室间隔

（一）右心房

右心房（图 9-5）壁薄，外形上可见凸向左前的右心耳。沿界沟后缘打开右心房前壁，观察其内面，可见在相对界沟处有纵行的嵴状隆起称**界嵴**，由界嵴向前发出许多平行排列的肌束，叫**梳状肌**。以界嵴为界，右心房内腔分为前部的固**有心房**和后部的**腔静脉窦**。

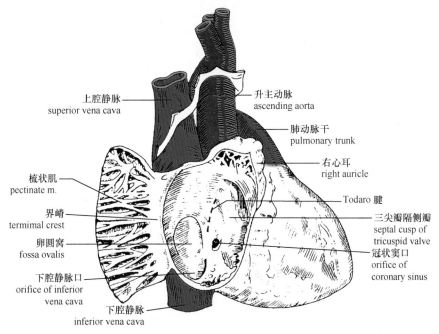

图 9-5 右心房内面结构

固有心房内面有梳状肌，前下方是**右房室口**，此口与右心室相通。腔静脉窦内壁表面光滑，内有三个入口：上方为**上腔静脉口**；下为**下腔静脉口**，下腔静脉口的前缘有下腔静脉瓣；在右房室口与下腔静脉口之间有一小的开口为**冠状窦口**，其后缘有一半月形的瓣膜，为**冠状窦瓣**。

右心房内侧壁的后部主要由房间隔构成，房间隔右侧面中下部有一卵圆形凹陷，为**卵圆窝**，为胚胎时期卵圆孔闭合后的遗迹。此处薄弱，是房间隔缺损的好发部位。前上部隆起为主动脉隆凸。在下腔静脉口前方的心内膜下，可触摸到一腱性结构，为 Todaro 腱，它向前经房间隔附于中心纤维体，向后与下腔静脉瓣相延续。冠状窦口前内缘、三尖瓣隔侧尖附着缘和 Todaro 腱之间的三角形区域称 Koch 三角，其前部心内膜深面为房室结。

（二）右心室

将右心室（图 9-6）前壁向下翻开，可见室腔呈锥形，底为右房室口和肺动脉口，尖向左前下方。在室腔的前上方，有通向肺动脉干的肺动脉口，右房室口与肺动脉口之间，室壁上有一较宽的弓形肌隆起，称**室上嵴**。右心室腔以室上嵴为界分为**流入道**（窦部）和**流出道**（漏斗部）。

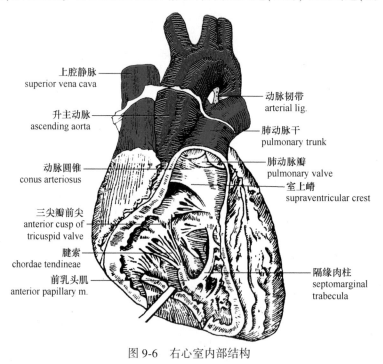

图 9-6　右心室内部结构

流入道从右房室口至右心室尖。室壁有许多纵横交错的肌隆起，称**肉柱**。观察右房室口，可见此口周缘有三个近似三角形质软而薄的瓣膜，为**三尖瓣**，一瓣在隔侧，靠近室间隔，两瓣在外侧，一前一后，分别为隔侧瓣、前瓣和后瓣。顺各瓣的尖端追踪，可见其末端均借几条细索状结构连于心室壁上的圆锥形隆起，这些细索状结构叫**腱索**，而这些锥形隆起叫**乳头肌**。乳头肌的数目一般与尖瓣一致，即右心室内有前、后、隔侧三组。前乳头肌的基部，有一粗壮的肌束连至室间隔，称**隔缘肉柱**（节制索）。

右心室室腔向左上延续的部分，称漏斗部或**动脉圆锥**。此部平滑，其出口为**肺动脉口**。从肺动脉断面及右心室观察，可见肺动脉口周围有三个半月形的瓣膜，称**肺动脉瓣**。

（三）左心房

在心底处找到左心房，打开其后壁，其内表面大部分光滑，只有**左心耳**部分有梳状肌。左心房的前下方有左房室口,此口与左心室相通。左心房的两侧各有两个肺静脉口(图9-7)。

(四) 左心室

翻开左心室的壁(图9-7),可见室腔较长,形似细长的圆锥体,尖向心尖,底有二口,左房室口位于左后方,位置较低;主动脉口位于右前方,较左房室口稍高。找到左房室口,可见其周缘附着有两个瓣膜,为二尖瓣,其中较大的一个在前,为前瓣;较小的一个在后,为后瓣。左心室以前瓣为界分为流入道(窦部)和流出道(主动脉前庭)两部分。

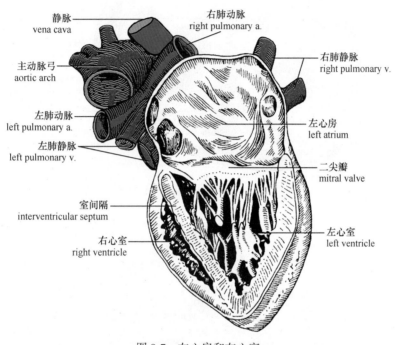

图9-7　左心房和左心室

流入道(窦部)的室壁比右心室的壁厚,其内表面也有肉柱和乳头肌,乳头肌借腱索与二尖瓣的尖端相连。

流出道(主动脉前庭)内壁光滑。左心室的出口为**主动脉口**,其周缘附着有三个半月形的瓣膜,为**主动脉瓣**。从升主动脉腔内观察,可见每个半月瓣与其相对的动脉壁之间有一小间隙,为**主动脉窦**。

五、心纤维支架和心壁

(一) 心纤维支架

心纤维支架又称**心纤维骨骼**,为心肌和瓣膜附着处的纤维性结构,包括左、右纤维三角,四个瓣膜纤维环,圆锥韧带,室间隔膜部和瓣膜间隔等(图9-8)。

(二) 心壁

观察显示心肌各层的离体心脏标本或模型。心壁由心内膜、心肌层和心外膜组成,它们分别与血管的三层膜相对应。心肌层是构成心壁的主要部分。心房肌分为浅、深两层,心室肌可分为浅、中、深三层(图9-9)。左心室壁的肌层最厚,约为右心室壁的3倍。

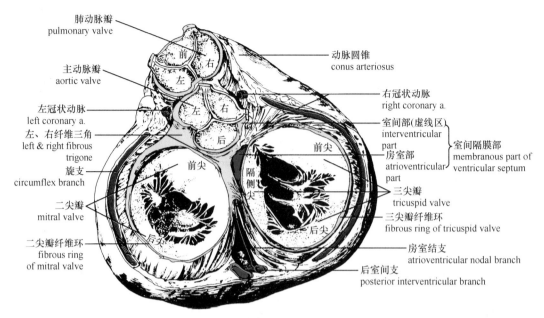

图 9-8　心瓣膜和纤维环(上面观)

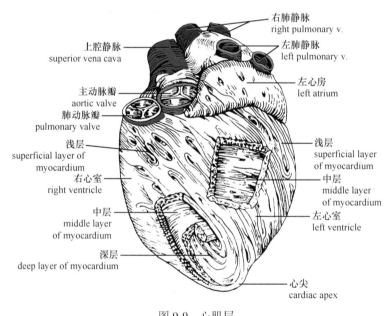

图 9-9　心肌层

六、心传导系统

心传导系统具有自律性和传导性,主要功能是产生和传导冲动,控制心的节律性活动。心传导系统位于心壁内,由特殊分化的心肌细胞组成,包括**窦房结**,**房室结**,**房室束**,**左、右束支**和 **Purkinje 纤维网**(图 9-10)。可在牛心标本或心传导系统模型上观察各部分的位置。

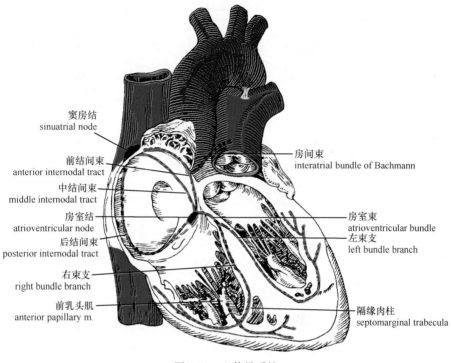

窦房结
sinuatrial node

前结间束
anterior internodal tract

中结间束
middle internodal tract

房室结
atrioventricular node

后结间束
posterior internodal tract

右束支
right bundle branch

前乳头肌
anterior papillary m.

房间束
interatrial bundle of Bachmann

房室束
atrioventricular bundle

左束支
left bundle branch

隔缘肉柱
septomarginal trabecula

图 9-10　心传导系统

（一）窦房结

窦房结位于上腔静脉根部与右心房交界处的界沟上端心外膜深面,是心的正常起搏点。

（二）房室结

房室结位于右心房冠状窦口前上方的心内膜深面(Koch 三角内)。

（三）房室束

房室束又称 His 束,由房室结发出,走向室间隔,在室间隔肌部上方分为左、右束支。

（四）左、右束支

左束支穿过室间隔,沿室间隔左侧面的心内膜深面下行,分支分布于左心室壁的肌;右束支沿室间隔右侧面的心内膜深面下行,经隔缘肉柱至前乳头肌根部,再分支分布于右心室壁的肌。

七、心 的 血 管

营养心的动脉为左、右**冠状动脉**(图 9-11),心壁的静脉血绝大部分经**冠状窦**回流入右心房。在心脏标本和模型上,观察冠状动脉的起始、行程、分支和分布。观察心静脉的汇聚方向、冠状窦的位置、形态和注入部位。

（一）动脉

1. 右冠状动脉　在心的胸肋面、冠状沟的右侧份内,可见有一条动脉即右冠状动脉,向左上方追踪至其起始处。再从升主动脉管腔内观察,可见右冠状动脉起自主动脉前窦,然

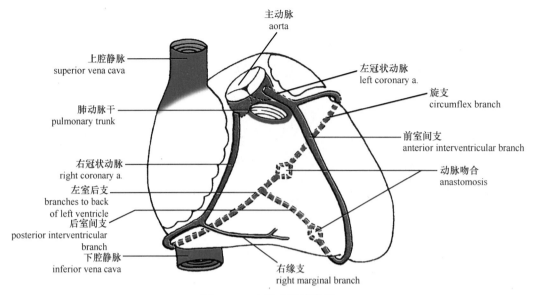

图 9-11　心的动脉示意图

后经右心耳与肺动脉干之间进入冠状沟,在心外膜深面向右行至心右缘处转向心的膈面,于房室交点处分为二支:①**后室间支**亦称后降支,沿后室间沟走行;②**左室后支**向左行,分支至左室膈面。右冠状动脉沿途发出分支分布于右心房、右心室,室间隔后 1/3 及左心室后壁。此外,右冠状动脉还常发出窦房结动脉(约 60%)和房室结动脉(约 90%)。

2. **左冠状动脉**　较粗大,起自主动脉左后窦,在心外膜深面经肺动脉干与左心耳之间前行至冠状沟,在左心耳下方分为二支:①前室间支亦称前降支,沿前室间沟走向心尖,其下段可绕过心尖切迹至后室间沟,与右冠状动脉的后室间支吻合;②旋支沿冠状沟绕过心左缘至心的膈面。左冠状动脉沿途发出分支分布于左心房、左心室,右心室前壁及室间隔前 2/3。

（二）静脉

心的静脉(图 9-2,图 9-3)包括冠状窦、心前静脉和心最小静脉,大部分经冠状窦汇入右心房。下面主要观察冠状窦及其属支。

1. **冠状窦**　在心的膈面观察,可见冠状沟内有一条粗短的静脉,即冠状窦,它开口于右心房。翻开右心房的壁,在下腔静脉口与右房室口之间,找到冠状窦的入口。冠状窦的属支有心大静脉、心中静脉和心小静脉。

（1）**心大静脉**:在前室间沟内,伴左冠状动脉的前室间支上行,斜向左上进入冠状沟,绕心左缘至心的膈面,汇入冠状窦左端。

（2）**心中静脉**:在心的膈面观察,可见心中静脉在后室间沟内伴右冠状动脉的后室间支上行,汇入冠状窦末端。

（3）**心小静脉**:在心的膈面观察,可见心小静脉行于右侧冠状沟内,伴右冠状动脉向左汇入冠状窦右端。

2. **心前静脉**　为右心室前面三、四条小静脉,跨过冠状沟,直接开口于右心房(不必细找)。

3. **心最小静脉**　是位于心壁内的小静脉,自心壁肌层内的毛细血管丛开始,直接开口于各心腔(不必细找)。

八、心　　包

在未切开心包的标本上观察,可见心脏周围有一个膜性囊包裹,此膜性的囊状结构即为心包(图9-12)。它的最外层由致密的纤维结缔组织构成,为**纤维心包**,向上与大血管的外膜相延续。翻开已切开的心包,可见纤维心包的内表面和心的外表面很光滑,即**浆膜心包**。衬在纤维心包内表面者,称浆膜心包壁层;覆盖于心肌表面者,称浆膜心包脏层,即心外膜。浆膜心包的壁层和脏层之间的腔隙为**心包腔**。心包腔在升主动脉、肺动脉干的后方与上腔静脉、左心房前壁之间的间隙,称心包横窦;心包腔在左心房后壁,左、右肺静脉,下腔静脉与心包后壁之间的腔隙,为心包斜窦。在心包腔的前下部,由心包前壁移行为下壁所形成的腔隙,为心包前下窦。

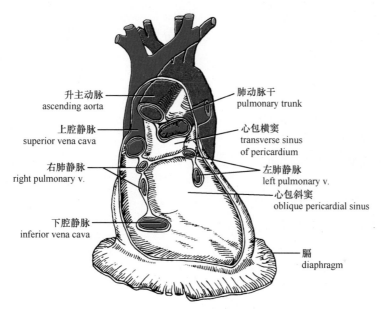

图9-12　心包(心脏和心包前壁已除去)

复习思考题

1. 简述心的表面形态。
2. 简述二尖瓣、三尖瓣复合体的组成及其功能。
3. 四个心腔各有哪些出口和入口?
4. 左心室腔内可见哪些结构?
5. 简述心间隔的结构。
6. 简述心传导系统的组成和功能。
7. 简述左、右冠状动脉的起始、行程、主要分支和分布。
8. 心的静脉血由哪几条途径回心? 冠状窦主要属支有哪几条?
9. 简述心包、心包腔和心包窦的概念。
10. 维持心脏血液定向流动的解剖学基础是什么?

第二节 动 脉

【目的要求】

一、掌 握 内 容

1. 动脉韧带的位置。
2. 主动脉的分部;升主动脉及主动脉弓的分支名称。
3. 左、右颈总动脉的起始及位置;颈动脉窦和颈动脉小球的位置和功能。
4. 颈外动脉主要分支的行程和分布。
5. 锁骨下动脉、腋动脉、桡动脉、尺动脉的起止、行程及主要分支。
6. 掌浅弓、掌深弓的组成。
7. 腹腔干、肠系膜上动脉及肠系膜下动脉的分支分布。
8. 子宫动脉行程和分布。

二、了 解 内 容

1. 肺动脉干,左、右肺动脉的行径。
2. 颈内动脉在颈部的行程。
3. 肋间后动脉的行程和分布。
4. 肾上腺的动脉分布。
5. 腹壁下动脉、腓动脉的行程。
6. 髂总动脉的起止和行程。

【标本教具】

1. 显示心和全身血管的整尸标本。
2. 显示出入心的大血管和动脉韧带的离体心标本和瓶装标本。
3. 显示从心到肺的肺动脉瓶装标本。
4. 显示头颈部动脉的实物和瓶装标本。
5. 显示上、下肢血管的离体实物和瓶装标本。
6. 显示掌浅弓、掌深弓、足背动脉的瓶装标本。
7. 显示盆部动脉的盆腔矢状切面的实物和瓶装标本。
8. 心的模型。

【实习内容】

动脉是由心室发出的血管,在行程中不断分支,越分越细,最终移行为毛细血管。从右心室发出的肺动脉干及其各级分支属肺循环的动脉,运送的是含 CO_2 较多的静脉血;而从左心室发出的主动脉及其分支属体循环的动脉,运送的是含 O_2 较多的动脉血。

一、肺循环的动脉

在打开胸前壁的尸体和离体的心脏标本上观察(图9-2)。**肺动脉干**起自右心室,经主动脉前方行向左后上方,至主动脉弓下缘分为左、右肺动脉。**左肺动脉**较短,向左经左主支气管至左肺门,分两支进入左肺;**右肺动脉**较长,横行向右,经主动脉和上腔静脉后方至右肺门,分三支进入右肺。在主动脉弓下缘与肺动脉干分叉处稍左侧,找到连于两者之间的纤维性结缔组织索,即**动脉韧带**,它是胚胎时期动脉导管闭锁后的遗迹。

二、体循环的动脉

主动脉是体循环的动脉主干(图9-13)。在全身血管标本上观察主动脉分为三段:①**升主动脉**:起自左心室,斜向右前上方,至右侧第2胸肋关节后方移行为主动脉弓。升主动脉在根部发出左、右冠状动脉至心。②**主动脉弓**:呈弓形弯向左后至第4胸椎下缘左侧移行为降主动脉。在主动脉弓的凸侧从右向左发出三大分支,即头臂干、左颈总动脉和左锁骨下动脉。③**降主动脉**:被膈的主动脉裂孔分为胸主动脉和腹主动脉。胸主动脉沿脊柱左前方下行,达第12胸椎高度穿膈的主动脉裂孔,移行为腹主动脉。腹主动脉在腹腔内沿脊柱左前方下行至第4腰椎下缘分为左、右髂总动脉。

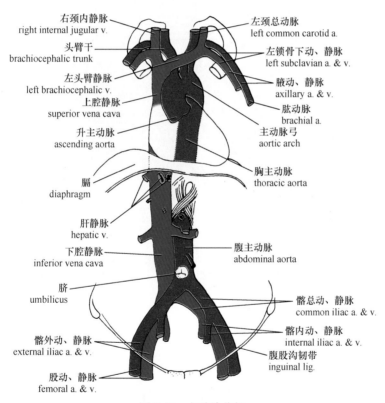

图9-13 主动脉分部

(一)头颈部的动脉

1. 颈总动脉 在头颈部血管标本上观察,左颈总动脉起自主动脉弓,右颈总动脉起自头臂干,经胸锁关节后方,沿食管、气管和喉外侧上行,平甲状软骨上缘分为颈内动脉和颈外动脉。

在颈总动脉分叉处辨认两个重要感受器:①**颈动脉窦**:是颈总动脉末端与颈内动脉起始部的膨大部分,为压力感受器,与血压调节有关。②**颈动脉小球**:为颈总动脉分叉处后方的扁圆形小体,为化学感受器,能感受血液中 CO_2 浓度的变化。

(1) **颈内动脉**:自颈总动脉分出后,垂直上行至颅底,经过颈动脉管入颅,分支分布于脑及视器,在颅外没有分支。

(2) **颈外动脉**(图9-14,图9-15):在显示头颈部血管的标本上观察颈外动脉及其分支。该动脉自颈总动脉分出,起始部位于颈内动脉前内侧,上行一段后从其前方绕至前外侧,随后穿腮腺至下颌颈处分为颞浅动脉和上颌动脉二终支,沿途还发出许多分支。

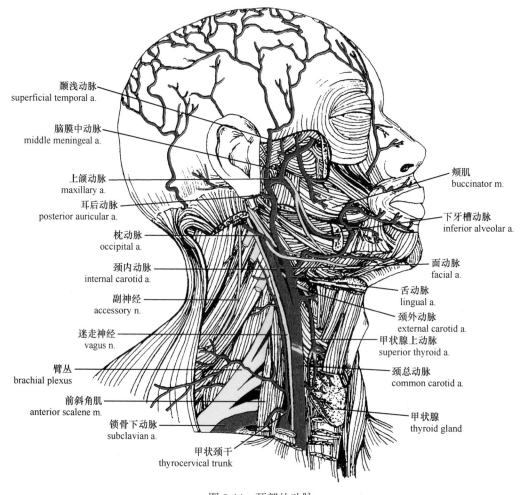

图 9-14　颈部的动脉

1) **甲状腺上动脉**:自起始部发出,向前下走行并分支至甲状腺侧叶上极和喉。

2) **舌动脉**:平舌骨大角发出,经舌骨舌肌深面入舌至口底及腭扁桃体。

3) **面动脉**:在舌动脉稍上方发出,经下颌下腺深面,在咬肌止点的前缘越下颌体下缘至面部,沿口角、鼻翼外侧上行至内眦,改名为**内眦动脉**。面动脉沿途发出分支至下颌下腺、腭扁桃体及面部。面动脉在下颌体下缘咬肌止点前缘处位置表浅,是面动脉的压迫止血点。

4) **颞浅动脉**:是颈外动脉的二终支之一,在耳屏前方上升,越过颧弓浅面至颞部,分布于额、顶、颞部软组织等。在耳屏前方颞浅动脉位置表浅,可在此处进行压迫止血。

5）**上颌动脉**：是颈外动脉最大的终支，在下颌颈深面入颞下窝，在翼内、外肌之间行向前内，进入翼腭窝。沿途分支至外耳道、鼓室、牙及牙龈、鼻腔、咀嚼肌、硬脑膜等。较重要的分支有：①**脑膜中动脉**：穿棘孔入颅，分布于硬脑膜；②**下牙槽动脉**：发出后向前下行，经下颌孔入下颌管，分支营养下颌牙。

2. 锁骨下动脉（图9-15）　左侧起自主动脉弓，右侧起自头臂干，经胸锁关节后方，斜向外至颈根部呈弓状经胸膜顶前方和前斜角肌后方，至第1肋外侧缘续于腋动脉。锁骨下动脉被前斜角肌分为三段，在标本上辨认第一段的主要分支。

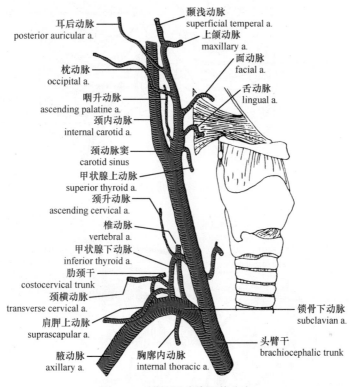

图 9-15　锁骨下动脉及其分支

（1）**椎动脉**：上行穿第1~6颈椎横突孔，经枕骨大孔入颅，分支供应脑与脊髓。

（2）**胸廓内动脉**（图9-16）：起于椎动脉起点的相对缘，向下入胸腔，沿第1~6肋软骨后面下降，分支分布于胸前壁、心包、膈和乳房等处。该动脉位于胸前壁内面，胸骨的两侧，其较大的终支为**腹壁上动脉**。该动脉穿膈入腹直肌深面与腹壁下动脉吻合，分支供应腹直肌。

（3）**甲状颈干**：为一短干，位于椎动脉起始处的外侧，其分支**甲状腺下动脉**，弓形向内行至甲状腺侧叶的后方，分支供应甲状腺。

（二）上肢的动脉

1. 腋动脉（图9-17）　于第1肋外侧缘续锁骨下动脉，行于腋窝深部，至大圆肌下缘移行为肱动脉，在上肢或全身血管标本上观察其分支。

（1）**胸肩峰动脉**：在胸小肌上缘附近起自腋动脉，穿出锁胸筋膜，发出数支分布于胸大、小肌，三角肌及肩关节等。

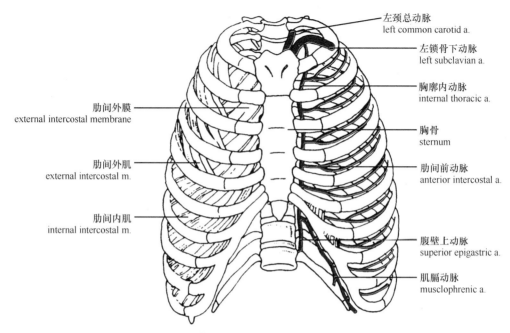

图 9-16　胸廓内动脉及其分支

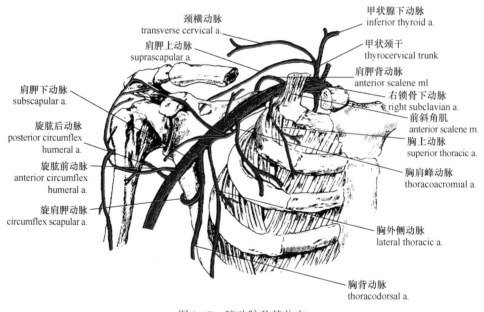

图 9-17　腋动脉及其分支

（2）**胸外侧动脉**：起于胸小肌后方,沿胸小肌下缘行走,分支分布于胸大、小肌,前锯肌及乳房等。

（3）**肩胛下动脉**：在肩胛下肌下缘附近由腋动脉发出,稍向下即分为两支：①**胸背动脉**：为肩胛下动脉的延续,分支分布于背阔肌及前锯肌;②**旋肩胛动脉**：向后至冈下窝,分布于附近各肌。

（4）**旋肱前动脉**和**旋肱后动脉**：分别绕肱骨外科颈的前、后面至肩关节及附近肌肉。

2. 肱动脉(图 9-18) 是腋动脉的延续,沿肱二头肌内侧下行至肘窝,平桡骨颈高度分为桡动脉和尺动脉。肱动脉在肘窝肱二头肌腱内侧位置表浅,为测量血压时的听诊部位。其主要分支为**肱深动脉**,在大圆肌下缘稍下方发出,沿桡神经沟下行,分布于肱三头肌和肱骨,终支参与肘关节网的形成。

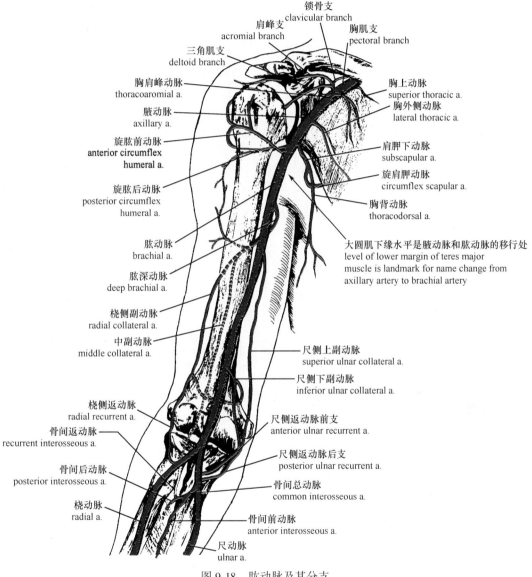

图 9-18 肱动脉及其分支

3. 桡动脉(图 9-19) 平桡骨颈处开始,沿肱桡肌内侧下行,其下段位置表浅,可触及桡动脉的搏动,是临床切脉的常用部位。在腕关节处,桡动脉绕桡骨茎突至手背,再穿第 1 掌骨间隙至手掌深部,末端与尺动脉的掌深支吻合形成掌深弓。桡动脉的主要分支有:①掌浅支:细小,在桡骨下端处发出,下行至手掌,参与形成掌浅弓;②拇主要动脉:在掌深部发出,分支至拇指掌面的两侧缘及示指掌面的桡侧缘。

4. 尺动脉(图 9-19) 在尺侧腕屈肌与指浅屈肌之间下行,经豌豆骨桡侧至手掌,终支与桡动脉的掌浅支吻合形成掌浅弓。其主要分支有：①骨间总动脉：较粗短，起于尺动脉的上部，又分为骨间前、后动脉，分别供应前臂前、后群肌。②掌深支：在手掌处发出，行至掌深部，参与组成掌深弓。

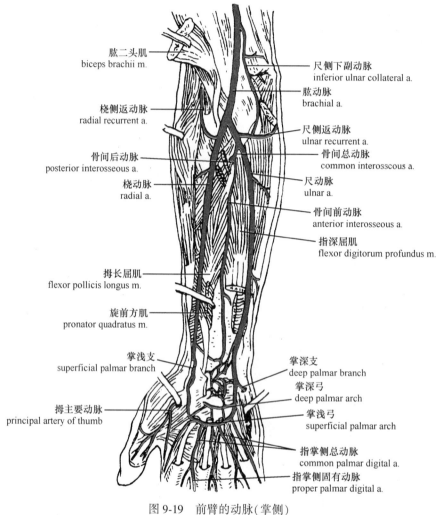

图 9-19　前臂的动脉(掌侧)

5. 掌浅弓和掌深弓(图 9-20)

（1）**掌浅弓**：在掌腱膜与屈指肌腱之间，由尺动脉的终支与桡动脉的掌浅支吻合而成。由弓的凸侧缘发出 3 条**指掌侧总动脉**和 1 条**小指尺掌侧动脉**。前者至掌指关节附近又各分为 2 条指掌侧固有动脉，分布于第 2~5 指相对缘；后者至小指掌面尺侧缘。

（2）**掌深弓**：位于屈指肌腱深面，由桡动脉终支与尺动脉的掌深支吻合而成。由弓的凸侧缘发出 3 条**掌心动脉**，分别连于相应的指掌侧总动脉。

（三）胸部的动脉

胸部的动脉主干为**胸主动脉**。胸主动脉在第 4 胸椎下缘左侧续主动脉弓，位于后纵隔内，先沿脊柱左侧下行，继而转至其前方，下行到 12 胸椎高度穿膈的主动脉裂孔，移行为腹主动脉。胸主动脉的分支有壁支和脏支。壁支主要有走行于第 3~11 肋间隙的**肋间后动脉**

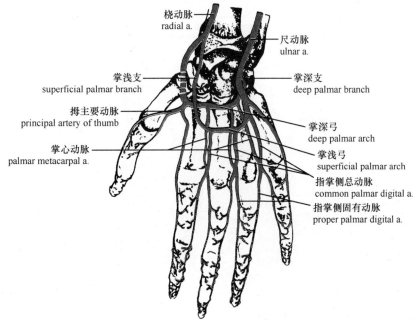

图 9-20 掌浅弓和掌深弓

(图 9-21)和位于第 12 肋下的**肋下动脉**。脏支细小,不易观察,主要有支气管支、食管支和心包支。胸主动脉的分支营养脊髓、背部、胸壁及上腹壁。

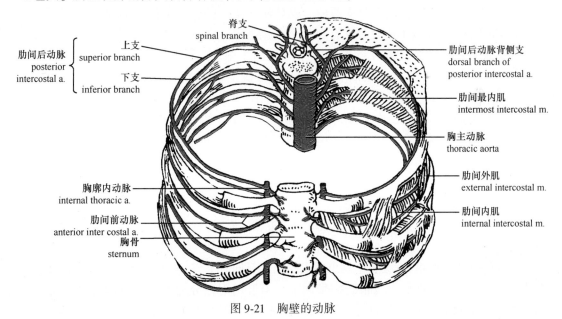

图 9-21 胸壁的动脉

(四) 腹部的动脉

腹部的动脉主干是**腹主动脉**。在腹腔深层的局部或全身血管标本上观察腹主动脉及其分支。该动脉自膈肌的主动脉裂孔处续胸主动脉,沿脊柱前方下降,其右侧有下腔静脉伴行,至第 4 腰椎体下缘分为左、右髂总动脉(图 9-22)。腹主动脉的分支,可分为壁支和脏支。

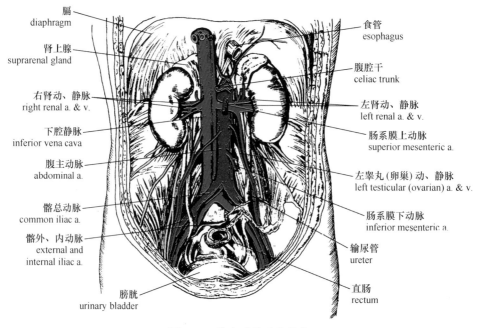

膈 diaphragm
肾上腺 suprarenal gland
右肾动、静脉 right renal a. & v.
下腔静脉 inferior vena cava
腹主动脉 abdominal a.
髂总动脉 common iliac a.
髂外、内动脉 external and internal iliac a.
膀胱 urinary bladder
食管 esophagus
腹腔干 celiac trunk
左肾动、静脉 left renal a. & v.
肠系膜上动脉 superior mesenteric a.
左睾丸(卵巢)动、静脉 left testicular (ovarian) a. & v.
肠系膜下动脉 inferior mesenteric a.
输尿管 ureter
直肠 rectum

图 9-22　腹主动脉及其分支

1. **壁支**　主要为起于腹主动脉两侧壁的 4 对腰动脉、膈下动脉和骶正中动脉,后两支不易观察。

2. **脏支**　有成对和不成对脏支两种。成对脏支有肾上腺中动脉、肾动脉、睾丸动脉(男性)或卵巢动脉(女性),不成对脏支有腹腔干、肠系膜上动脉和肠系膜下动脉。

（1）**肾上腺中动脉**:平第 1 腰椎发出,向外至肾上腺。

（2）**肾动脉**:约平第 1~2 腰椎椎间盘高度起于腹主动脉,横行向外至肾门入肾,入肾前发出肾上腺下动脉至肾上腺。观察时注意是否有副肾动脉的存在。

（3）**睾丸动脉**:细而长,在肾动脉起点稍下方发自腹主动脉,沿腰大肌表面斜向下外,经腹股沟管入阴囊,至睾丸和附睾;女性为**卵巢动脉**,经卵巢悬韧带至卵巢和输卵管壶腹部。

（4）**腹腔干**:为一短干,在主动脉裂孔的稍下方发自腹主动脉前壁,随即分为胃左动脉、肝总动脉和脾动脉三支(图 9-23)。

1）**胃左动脉**:较细,先行向左上,至贲门附近转向右,沿胃小弯向右行,在小网膜内与胃右动脉相吻合。

2）**肝总动脉**:较粗,由腹腔干发出后沿腹后壁行向右上方,至十二指肠上部的上缘分为两支:①肝固有动脉:在肝十二指肠韧带内上行至肝门附近分为左、右支入肝,右支在入肝前又发出胆囊动脉分布于胆囊。此外,在起始不远处,还发出胃右动脉,沿胃小弯向左行,与胃左动脉吻合;②胃十二指肠动脉:在幽门后方下行,至幽门下缘附近分为胃网膜右动脉和胰十二指肠上动脉,前者沿胃大弯向左行,与胃网膜左动脉相吻合;后者行于胰头和十二指肠降部之间,分支供应十二指肠与胰头。

3）**脾动脉**:轻轻将胃向上翻起,可见其由腹腔干发出后沿胰的上缘向左行至脾门(图 9-23)。在走行过程中,沿途发出胰支至胰体和胰尾;在脾门附近发出 3~5 条胃短动脉和胃

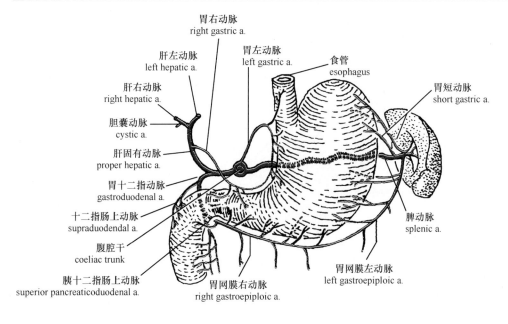

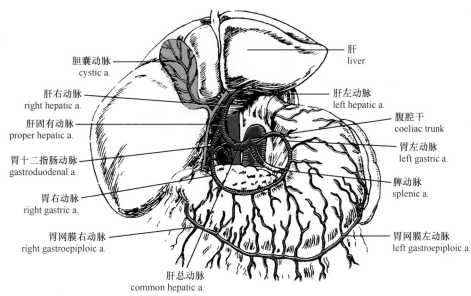

图 9-23 腹腔干及其分支

网膜左动脉,前者分支至胃底;后者沿胃大弯向右行,沿途分支至胃大弯的胃壁和大网膜,末端与胃网膜右动脉相吻合。

(5) **肠系膜上动脉**:约平第 1 腰椎高度发自腹主动脉,经胰头后方,十二指肠水平部的前方向下,进入小肠系膜根(图 9-24),将小肠翻向左下方,可见肠系膜上动脉斜向右下至右髂窝。沿途发出主要分支有:①胰十二指肠下动脉;②空肠动脉和回肠动脉;③回结肠动脉;④**右结肠动脉**;⑤**中结肠动脉**。在阑尾系膜游离缘中寻找来自回结肠动脉的**阑尾动脉**(图 9-25)。

(6) **肠系膜下动脉**(图 9-26):将小肠翻向右上方,可见肠系膜下动脉约平第 3 腰椎高度发自腹主动脉前壁,行向左下方,其主要分支有:①左结肠动脉;②**乙状结肠动脉**:2~3支;③**直肠上动脉**。

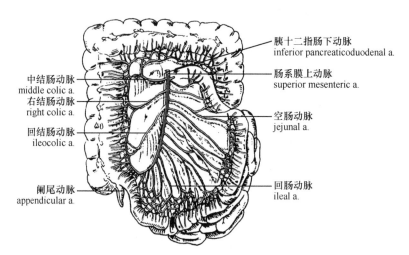

图 9-24　肠系膜上动脉及其分支

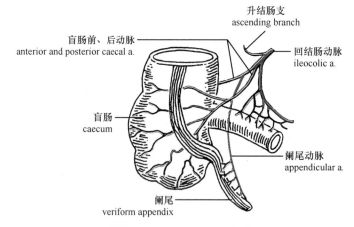

图 9-25　回结肠动脉的分支

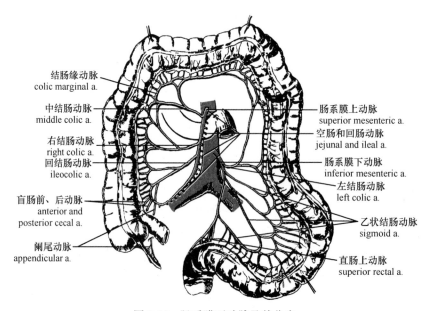

图 9-26　肠系膜下动脉及其分支

（五）盆部的动脉

1. 髂总动脉　左右各一,在第4腰椎高度由腹主动脉分出,沿腰大肌内侧下行至骶髂关节处分为髂内动脉和髂外动脉。

2. 髂内动脉(图9-27)　沿盆腔侧壁下行,其分支有壁支和脏支。在盆部动脉标本上观察主要分支:

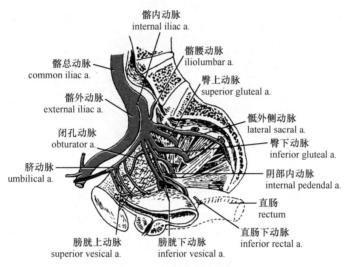

图9-27　盆部的动脉及其分支(男性,右侧)

（1）壁支:主要有闭孔动脉和臀上、下动脉。

1）**闭孔动脉**:沿盆侧壁行向前下,穿闭膜管出盆腔至股内侧,分支分布于股内收肌群。观察时注意是否有来自腹壁下动脉的异常闭孔动脉。

2）**臀上动脉和臀下动脉**:分别经梨状肌上、下孔出盆腔,分支至臀肌和髋关节等。

（2）脏支:主要分支分布于盆腔脏器与会阴,主要有:

1）**脐动脉**:由髂内动脉起始处发出,行向前下,其远侧段已经闭锁,近侧段发出数支**膀胱上动脉**至膀胱上部。

2）**膀胱下动脉**:至膀胱底、精囊腺、前列腺(或阴道)和输尿管下段。

3）**直肠下动脉**:发出后行向内至直肠下部。

4）**子宫动脉**:在女性盆部血管标本上观察。子宫动脉较粗,发出后在子宫阔韧带两层之间从外侧向内侧横行,在子宫颈外侧约2cm处,向内跨过输尿管前上方行至子宫颈处,发出阴道支至阴道,再向上沿子宫体两侧上行至子宫底,分支分布于子宫、输卵管、卵巢等。

5）**阴部内动脉**(图9-28):沿臀下动脉前方下降,穿梨状肌下孔出盆腔,绕坐骨棘经坐骨小孔入坐骨直肠窝,沿其外侧壁前行至会阴部,分支分布于肛门、会阴和外生殖器等。

3. 髂外动脉　沿腰大肌内侧缘下行,经腹股沟韧带中点深面至股部移行为股动脉。髂外动脉的主要分支为腹壁下动脉,该动脉经腹股沟管腹环内侧行向内上,进入腹直肌鞘与腹壁上动脉吻合。

（六）下肢的动脉

1. 股动脉　股动脉为下肢的动脉主干,是髂外动脉的直接延续,在股三角内下行,进入收肌管,出收肌腱裂孔至腘窝,移行为腘动脉(图9-29)。在腹股沟韧带中点稍下方,位置表

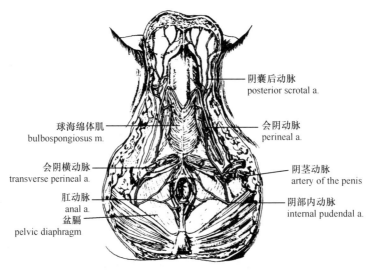

阴囊后动脉
posterior scrotal a.

球海绵体肌
bulbospongiosus m.

会阴动脉
perineal a.

会阴横动脉
transverse perineal a.

阴茎动脉
artery of the penis

肛动脉
anal a.

阴部内动脉
internal pudendal a.

盆膈
pelvic diaphragm

图 9-28　会阴部的动脉(男性)

浅,可压迫止血。股动脉的重要分支是**股深动脉**,该动脉发出后行向后下方,沿途发出:**旋股内侧动脉**,供应股内群肌;**旋股外侧动脉**,供应股前群肌;**穿动脉**,供应股后群肌。此外,股动脉还发出腹壁浅动脉、旋髂浅动脉和阴部外浅动脉。

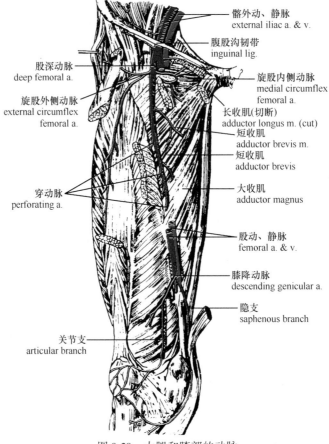

髂外动、静脉
external iliac a. & v.

腹股沟韧带
inguinal lig.

股深动脉
deep femoral a.

旋股内侧动脉
medial circumflex
femoral a.

旋股外侧动脉
external circumflex
femoral a.

长收肌(切断)
adductor longus m. (cut)

短收肌
adductor brevis m.

短收肌
adductor brevis

大收肌
adductor magnus

穿动脉
perforating a.

股动、静脉
femoral a. & v.

膝降动脉
descending genicular a.

隐支
saphenous branch

关节支
articular branch

图 9-29　大腿和膝部的动脉

2. 胭动脉 在腘窝下行,位置较深,至腘肌下缘分为胫前动脉和胫后动脉。腘动脉在腘窝还发出关节支和肌支至膝关节和邻近各肌。

3. 胫后动脉(图 9-30) 沿小腿后群浅、深二层肌之间下行,经内踝后方至足底分为足底内侧动脉和足底外侧动脉。足底外侧动脉与足背动脉的分支吻合形成足底弓,由弓发出分支至足底和趾底。胫后动脉起始部还发出较大的**腓动脉**,沿腓骨内侧下降,供应邻近各肌及胫、腓骨。

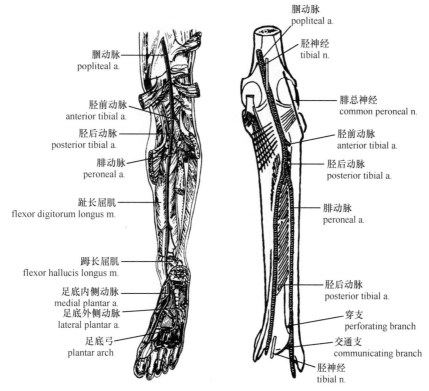

图 9-30　小腿后部及其足底的动脉(右侧)

4. 胫前动脉 从腘动脉发出后,向前穿过小腿骨间膜上部,至小腿前面,于小腿前群肌之间下降至足背,移行为足背动脉(图 9-31)。

足背动脉:是胫前动脉的延续,经蹈长伸肌腱和趾长伸肌腱之间前行,至第一跖骨间隙近端分为弓状动脉和足底深支。足背动脉在内、外踝之间的中点,位置表浅,活体可触及其搏动。

复习思考题

1. 试述主动脉弓起止、行程和分支。
2. 描述腹腔干的分支及分布。
3. 描述肠系膜上、下动脉的分支及其分布。
4. 试述甲状腺、胃和直肠的动脉供应及其来源。
5. 活体上常用的压迫止血点有哪些?

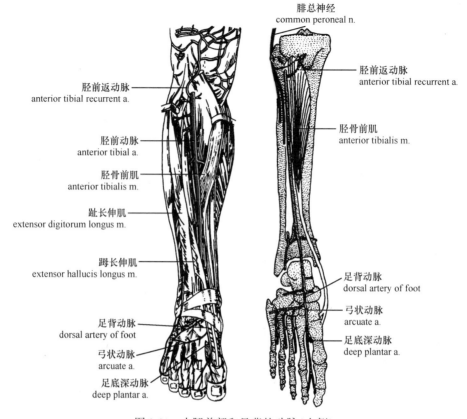

图 9-31　小腿前部和足背的动脉(右侧)

第三节　静　　脉

【目的要求】

一、掌　握　内　容

1. 上腔静脉的组成和收纳范围。
2. 头臂静脉的组成及静脉角的概念。
3. 面静脉与海绵窦之间的交通,颈外静脉的起止。
4. 上、下肢的浅静脉的名称、行程及注入部位。
5. 奇静脉的起止、行程及收纳范围。
6. 下腔静脉的组成、位置及收纳范围。
7. 肝门静脉的组成、行程、收集范围及属支。

二、了　解　内　容

1. 左、右肺静脉的行程。
2. 颈内静脉的起止、行程及主要属支。
3. 半奇静脉、副半奇静脉的起止、收纳范围。

4. 肾静脉和睾丸静脉(或卵巢静脉)的行程。

【标本教具】

1. 显示全身血管的整尸标本。
2. 显示与心底相连的大血管的离体心标本。
3. 显示心和心血管的瓶装标本。
4. 显示静脉瓣的瓶装标本。
5. 心的模型。

【实习内容】

静脉可分浅静脉和深静脉,浅静脉在浅筋膜内行走,一般无动脉伴行,深静脉多有动脉伴行,少数与动脉行程不一致,且不与动脉同名,故观察静脉时主要观察较大的浅静脉以及深静脉中不与动脉同名的静脉。静脉的变异很多,观察时应予注意。

静脉是导血回心的血管,包括肺循环的静脉和体循环的静脉。

一、肺循环的静脉

肺静脉左、右各两条,分别称**左、右上肺静脉**和**左、右下肺静脉**。由肺叶静脉汇合而成,自肺门穿出后,横行向内,注入左心房。肺静脉内含有动脉血。

二、体循环的静脉

体循环的静脉包括心静脉系(见心的血管)、上腔静脉系和下腔静脉系(包括肝门静脉系)。

(一) 上腔静脉系

上腔静脉系由上腔静脉及其一系列属支组成,收集头颈部、上肢、胸部(心、肺除外)等静脉血。头颈部静脉和胸部静脉在整体标本上观察,上肢静脉在整体标本或上肢游离标本上观察。

1. 上腔静脉(图9-32)　是一条粗短的静脉干,在右侧第 1 胸肋结合处的后方,由左、右头臂静脉汇合而成,沿升主动脉右侧下行,在平对第 3 胸肋关节的下缘注入右心房,在注入右心房前还接纳奇静脉。

2. 头臂静脉　左、右各一,分别由同侧的颈内静脉和锁骨下静脉在胸锁关节后方汇合而成,所成的外侧夹角称**静脉角**,有淋巴导管注入。右头臂静脉几乎垂直下降,左头臂静脉起始后斜向右下,与右头臂静脉汇合。头臂静脉的属支主要有:**椎静脉、胸廓内静脉、甲状腺下静脉**。

3. 颈内静脉(图9-33)　在颈静脉孔处续于乙状窦(为颅内的硬膜静脉窦),先沿颈内动脉、后沿颈总动脉外侧下行。颈内静脉的颅外属支主要有面静脉、下颌后静脉、舌静脉和甲状腺静脉等。

面静脉起于**内眦静脉**,在面动脉后方下行,在下颌角下方与下颌后静脉的前支汇合,下行至舌骨大角高度,跨过颈内、外动脉表面注入颈内静脉。

4. 锁骨下静脉　于第 1 肋的外缘续于腋静脉,向内至胸锁关节后方与颈内静脉汇合成头臂静脉。锁骨下静脉管腔大,管壁与周围结构连接紧密,位置较固定,有利于静脉穿刺或导管插入。锁骨下静脉收集上肢经腋静脉而来的静脉血,在颈部的主要属支是颈外静脉。

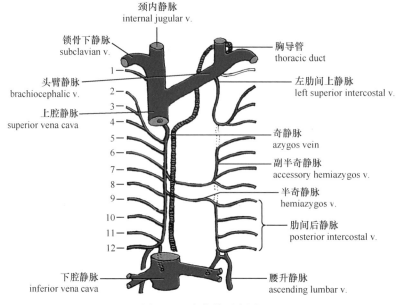

图 9-32　奇静脉示意图

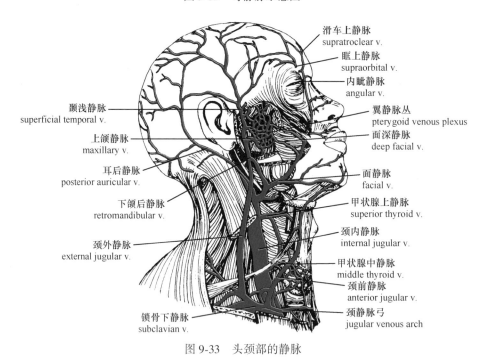

图 9-33　头颈部的静脉

颈外静脉:为颈部最粗大的浅静脉,在下颌角处由下颌后静脉的后支与耳后静脉、枕静脉汇合而成,沿胸锁乳突肌的表面下行,在锁骨上方穿深筋膜注入锁骨下静脉或静脉角。

5. 上肢的静脉　在显示全身血管标本与上肢血管的标本上,主要辨认上肢的浅静脉,可结合活体观察。

(1)浅静脉(图 9-34):包括头静脉、贵要静脉和肘正中静脉。

1）**头静脉**:起自手背静脉网的桡侧,在腕关节上方转至前臂前面,沿前臂桡侧皮下上行,在肘窝处通过肘正中静脉与贵要静脉吻合。头静脉主干则沿肱二头肌外侧上行,经三角肌胸大肌肌间沟,至锁骨下方穿深筋膜注入**腋静脉**或**锁骨下静脉**。

2）**贵要静脉**:起自手背静脉网的尺侧,逐渐转至前臂前面,经过肘窝时接受肘正中静脉,再沿肱二头肌内侧上行,至臂中点稍下方处穿深筋膜注入**肱静脉**或伴肱静脉上行注入**腋静脉**。

3）**肘正中静脉**:粗而短,变异多,位于肘前皮下,常连于头静脉和贵要静脉之间。临床上常在肘部浅静脉进行药物注射、输液或采血。

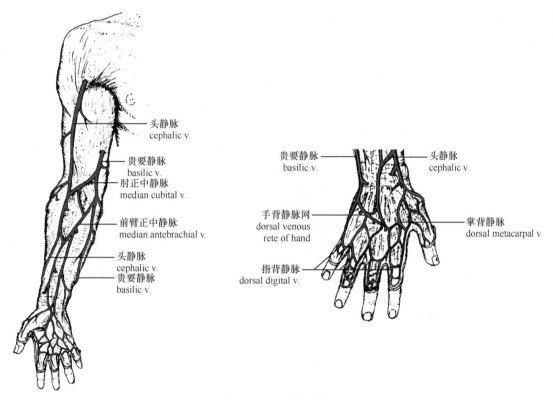

图 9-34 上肢浅静脉

（2）**深静脉**:与同名动脉伴行,从手掌至臂部的动脉均是两条伴行静脉,两条静脉在臂中部合成一条肱静脉,或在胸大肌下缘合成一条腋静脉。腋静脉在第一肋外缘处移行为锁骨下静脉。

6. 胸部的静脉

（1）**奇静脉**(图 9-32):于右膈脚处起于右腰升静脉,沿脊柱的右侧、食管的后方及升主动脉的右侧上升,约平第 4~5 胸椎高度,向前绕右肺根上方注入上腔静脉。奇静脉沿途收集右胸壁的血液,还通过半奇静脉,副半奇静脉收集左胸壁的血液。奇静脉是沟通上、下腔静脉的重要途径之一。

（2）**半奇静脉**:于左膈脚处起自左腰升静脉,沿脊柱左前方上升至第 8 胸椎水平,向右横过脊柱注入奇静脉。半奇静脉收纳左侧下部肋间后静脉。

（3）**副半奇静脉**:收集左侧中、上部肋间后静脉,沿脊柱左侧下行注入半奇静脉或奇静脉。

（4）**脊柱的静脉**：沿脊柱全长分布,其中位于椎管内的称椎内静脉丛,在脊柱表面的称椎外静脉丛。收集脊髓、脊柱、椎体以及附近各肌的静脉血。椎静脉丛无静脉瓣,与上、下腔静脉和颅内、外静脉有广泛的吻合,因此,椎静脉丛也是沟通上、下腔静脉的重要通道之一。感染、肿瘤等疾病可经椎静脉丛扩散。

（二）下腔静脉系

下腔静脉系由下腔静脉及其一系列属支组成。除下肢静脉在游离标本上观察外,其余均在全身标本上观察。

1. 下腔静脉（图9-35）　在第4~5腰椎间的右前方,由左、右髂总静脉汇合而成,沿腹主动脉的右侧上行,经肝的腔静脉沟、穿膈的腔静脉裂孔进入心包,注入右心房。其属支有壁支、脏支,收集腹部、盆部和下肢的静脉血。

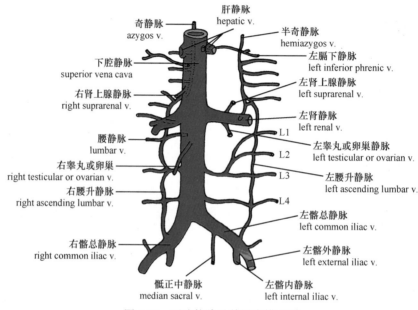

图9-35　下腔静脉及其属支模示图

（1）壁支：4对**腰静脉**和1对**膈下静脉**,分别与同名动脉伴行。连接各腰静脉之间的纵支,称**腰升静脉**。是奇静脉和半奇静脉的起始处。

（2）脏支：成对脏器的静脉及肝的静脉注入下腔静脉(除肝以外的不成对脏器的静脉汇入肝门静脉)。

1）**肾静脉**：在肾动脉的前面与其伴行,成直角注入下腔静脉。

2）**肾上腺静脉**：左侧注入左肾静脉,右侧注入下腔静脉。

3）**睾丸静脉**（女性为**卵巢静脉**）：起自睾丸和附睾的数条小静脉,在精索内形成蔓状静脉丛(此丛常由8~10条静脉组成),此丛向上,在腹股沟管腹环处合成两条睾丸静脉,左侧汇入肾静脉,右侧汇入下腔静脉。

4）**肝静脉**：在肝脏显示肝静脉的标本上观察。此静脉一般有左、中和右3支,收集肝血窦的血液,在腔静脉沟处注入下腔静脉,这3支静脉在腔静脉沟处的出处称第二肝门。在第二肝门平面以下,有数支大小不等的静脉出肝注入下腔静脉称第三肝门。

2. 髂总静脉 在骶髂关节前方由髂内静脉和髂外静脉汇合而成,收集盆部和下肢的静脉血。

(1) **髂内静脉**:粗而短,伴行于同名动脉的后内侧,其属支有壁支和脏支:壁支主要为**臀上、下静脉**,与同名动脉伴行。脏支也与同名动脉伴行,均起自各器官周围的静脉丛,主要有**直肠静脉丛、膀胱静脉丛、子宫静脉丛、阴道静脉丛**等。由静脉丛再汇合成相应的静脉。

(2) **髂外静脉**:是股静脉的直接延续。主要属支有**腹壁下静脉**和**旋髂深静脉**。

3. 下肢的静脉 在游离的下肢标本上,主要辨认下肢的浅静脉,也可结合活体观察。

(1) 浅静脉

1) **大隐静脉**(图9-36):起于足背静脉弓的内侧缘,经内踝前方,沿小腿内侧、膝关节后内方、大腿内侧面上行,至耻骨结节外下方3~4cm处穿**隐静脉裂孔**注入**股静脉**。在注入前有5条高位属支,即**腹壁浅静脉、旋髂浅静脉、阴部外静脉、股内侧浅静脉、股外侧浅静脉**。大隐静脉在内踝前方位置表浅,临床常在此作静脉切开。

2) **小隐静脉**(图9-36):起自足背静脉弓的外侧缘,经外踝后方,沿小腿后面上行至腘窝下角穿深筋膜注入**腘静脉**。

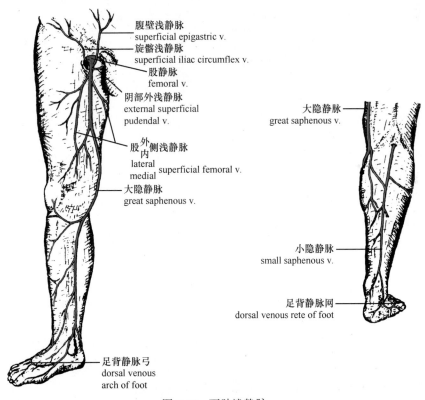

图9-36 下肢浅静脉

(2) **深静脉**:下肢的深静脉均与同名动脉伴行。现只观察股静脉的终末段,它位于股前内侧部,腹股沟韧带的下方,股动脉的内侧。可见大隐静脉汇入股静脉,股静脉在腹股沟韧带深面移行为髂外静脉。

4. 肝门静脉系(图9-37) 由**肝门静脉**及其一系列属支组成,肝门静脉收集腹腔内不成对脏器(除肝以外)的静脉血。

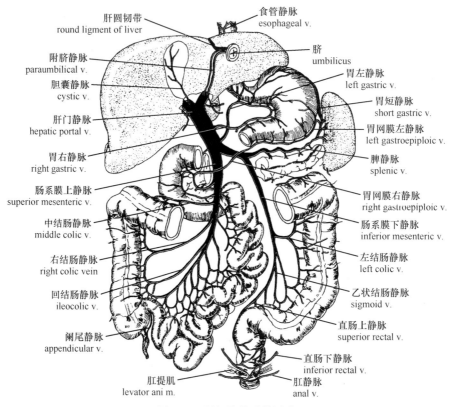

图 9-37　肝门静脉及其属支

（1）观察肝门静脉的组成：在尸体或模型上观察，肝门静脉由**脾静脉**和**肠系膜上静脉**在胰颈后方汇合而成，向上经十二指肠上部后方，进入肝十二指肠韧带，居肝固有动脉与胆总管的后方，至肝门分左、右两支入肝。肝门静脉主要收集脾、胰、胆囊及自食管下段至直肠上部消化管的静脉血。

（2）观察肝门静脉的属支：肝门静脉的属支有：**脾静脉**、**肠系膜上静脉**、**肠系膜下静脉**，伴行于同名动脉的左侧，向上经胰体之后方汇入脾静脉；**胃左静脉**，与胃左动脉伴行，汇入肝门静脉主干，它与食管下段的静脉丛相交通；**胃右静脉**；**胆囊静脉**；**附脐静脉**，为 2~3 支与肝圆韧带伴行的小静脉，起自脐部、行经肝圆韧带内，汇入肝门静脉。

复习思考题

1. 一右手中指感染患者，经左臀部注射抗生素，药物如何到达患处？

2. 简述上、下肢浅静脉的名称、起始、行程、收纳范围及注入。

3. 试用解剖学知识解释门脉高压病人出现的呕血、便血、下肢水肿、腹水、脐周静脉曲张以及脾大等症状。

（谢兴国）

第十章 淋巴系统

【目的要求】

（一）掌握内容

1. 胸导管的起始、走行、注入部位和收集淋巴范围。
2. 腋淋巴结各群的位置及锁骨下干的形成。
3. 腹股沟淋巴结的位置和输出管的去向。
4. 脾的位置和外形。

（二）了解内容

1. 右淋巴管的组成和注入部位。
2. 锁骨上淋巴结的位置及颈干的形成。
3. 胸、腹、盆腔的淋巴结群的位置及支气管纵隔干、腰干和肠干的形成。

【标本教具】

1. 显示胸导管的整尸标本。
2. 显示淋巴管、淋巴结和胸导管的儿童瓶装标本。
3. 淋巴系统模型。

【实习内容】

淋巴系统由淋巴管道、淋巴器官和淋巴组织构成。解剖学肉眼可以观察到的结构仅为淋巴导管和淋巴器官，经特殊处理，可以观察到淋巴管和淋巴干。淋巴管内的淋巴液向心汇集流动，淋巴管也逐渐变粗，最后经胸导管和右淋巴导管分别注入左、右静脉角。淋巴管与**淋巴结**连接，进入淋巴结的管叫输入管，出淋巴结的叫输出管。淋巴器官包括淋巴结、脾和胸腺等。在显示淋巴结及淋巴管的标本或模型上观察。

一、淋巴导管

淋巴导管包括**胸导管**和**右淋巴导管**。胸导管是全身最大的淋巴管。在整尸标本上轻轻拉起食管胸段，即可在胸主动脉和奇静脉之间见到胸导管，再分别向下和向上追踪观察胸导管的位置及行程。胸导管起自第十二胸椎下缘前方的**乳糜池**，上行经膈主动脉裂孔入胸腔，走行在食管后方，主动脉与奇静脉之间。在胸骨角水平经食管后方转到其左侧，再沿脊柱左前方上升，出胸廓上口到颈根部，约平第七颈椎水平，通过左颈总动脉后方，转向前内下方，最后注入**左静脉角**(图 10-1)。

在淋巴系统模型上结合图谱观察：乳糜池收纳**左、右腰干**和单一的肠干。在胸导管的末端可接受伴左颈内静脉下行的**左颈干**，伴左锁骨下静脉来的**左锁骨下干**，和沿气管及纵隔结构上行的**左支气管纵隔干**。因此，胸导管收纳下半身和左上半身的淋巴液。

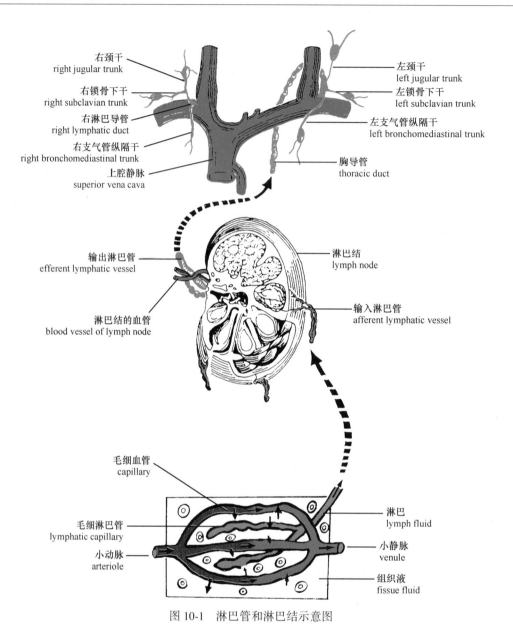

图 10-1　淋巴管和淋巴结示意图

右淋巴导管为一短干,长仅 1cm,它收纳**右颈干,右锁骨下干**及**右支气管纵隔干**。此干经**右静脉角**回流入血。收集身体右上 1/4 的淋巴液。

二、全身各部的主要淋巴结群

1. **颈外侧浅淋巴结**　沿颈外静脉排列,其输出管注入颈外侧浅淋巴结(图 10-2)。

2. **颈外侧深淋巴结**　主要沿颈内静脉排列,输出管组成颈淋巴干(图 10-3)。

3. **腋淋巴结**　在腋腔内,位于腋静脉主干及其属支附近,按其位置可分为 5 群,其输出管组成锁骨下干(图 10-4)。

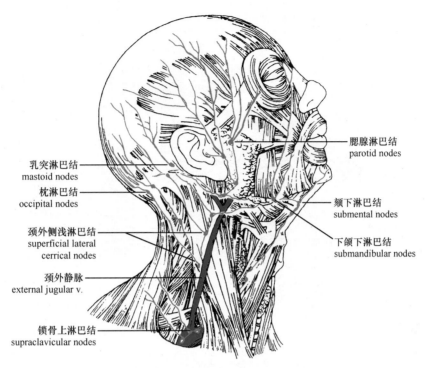

图 10-2 头颈部淋巴管和淋巴结

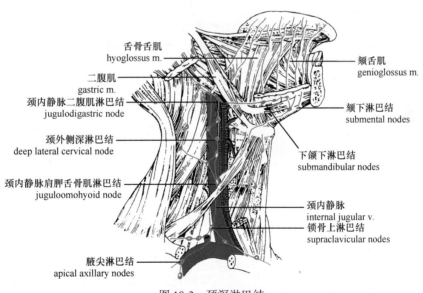

图 10-3 颈深淋巴结

4. 支气管肺淋巴结 位于肺门处,肺血管和支气管之间。接受肺淋巴结的输出管,其输出管注入气管、支气管上、下淋巴结。气管、支气管上、下淋巴结的输出管注入气管旁淋巴结,气管旁淋巴结的输出管与纵隔前淋巴结的输出管合成左、右支气管纵隔干(图10-5)。

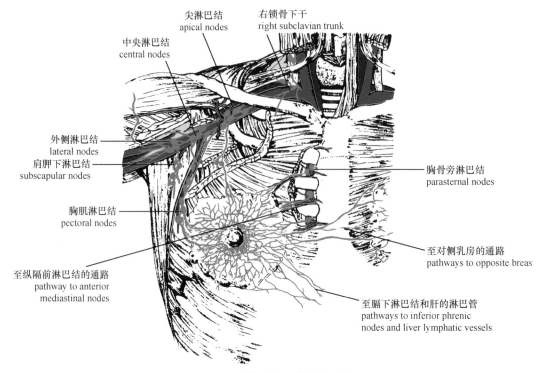

尖淋巴结
apical nodes

右锁骨下干
right subclavian trunk

中央淋巴结
central nodes

外侧淋巴结
lateral nodes

肩胛下淋巴结
subscapular nodes

胸肌淋巴结
pectoral nodes

至纵隔前淋巴结的通路
pathway to anterior
mediastinal nodes

胸骨旁淋巴结
parasternal nodes

至对侧乳房的通路
pathways to opposite breas

至膈下淋巴结和肝的淋巴管
pathways to inferior phrenic
nodes and liver lymphatic vessels

图 10-4　腋淋巴结和乳房淋巴管

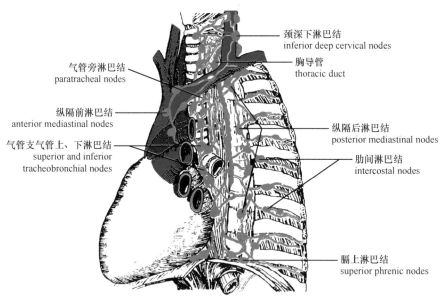

颈深下淋巴结
inferior deep cervical nodes

胸导管
thoracic duct

气管旁淋巴结
paratracheal nodes

纵隔前淋巴结
anterior mediastinal nodes

气管支气管上、下淋巴结
superior and inferior
tracheobronchial nodes

纵隔后淋巴结
posterior mediastinal nodes

肋间淋巴结
intercostal nodes

膈上淋巴结
superior phrenic nodes

图 10-5　胸腔淋巴结

5. 腹股沟淋巴结　分深、浅两群,腹股沟浅淋巴结位于腹股沟韧带下方和大隐静脉周围。腹股沟深淋巴结位于股静脉近端周围,其输出管注入髂外淋巴结(图 10-6)。

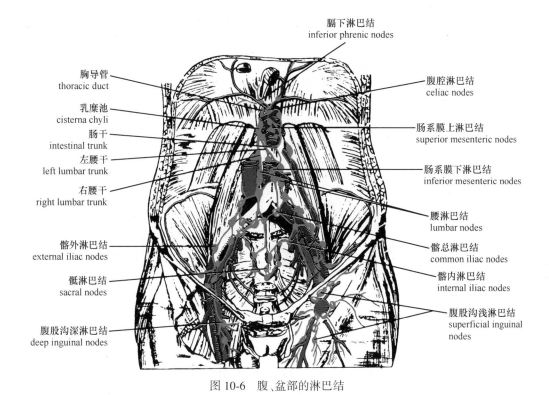

图 10-6 腹、盆部的淋巴结

6. 髂外淋巴结 位于髂外血管周围,**髂内淋巴结**位于髂内血管周围,**髂总淋巴结**位于髂总血管周围。

7. 腰淋巴结 位于腹主动脉和下腔静脉两侧,其输出管合成一对腰干,注入乳糜池。

8. 腹腔淋巴结(图 10-7)以及肠系膜上、下淋巴结(图 10-8) 均位于同名动脉的根部或其周围,收集同名动脉分布区的淋巴液。其输出管合成一条肠干,注入乳糜池。

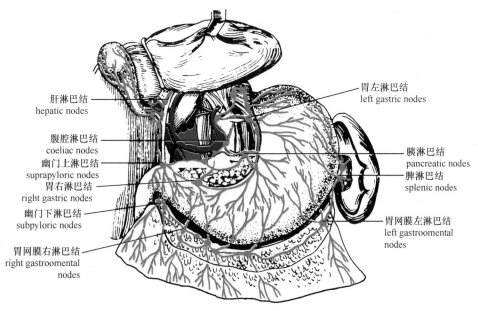

图 10-7 胃的淋巴结和淋巴管

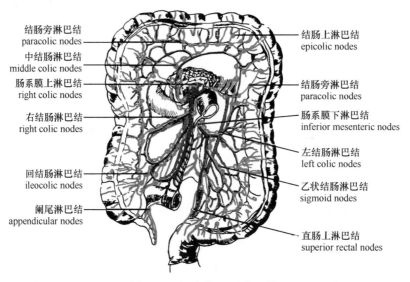

图 10-8　肠系膜上、下淋巴结

三、脾

脾(图 10-9)　位于左季肋部,在第 9~11 肋之间,分为脏、膈两面,前、后两端和上、下两缘。上缘有 2~3 个脾切迹,为其特征,膈面凸隆向上与膈相贴,脏面朝向前内方,与胃、左肾、胰尾、结肠左曲相毗邻。脏面中部有血管和神经出入的纵行陷凹叫脾门。

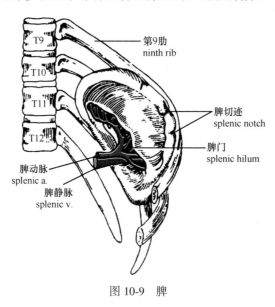

图 10-9　脾

四、胸　　腺

胸腺(图 10-10)　位于胸骨柄后方,胸腔上纵隔前部,呈扁条形,一般分为不对称的左、右两叶,两叶间借结缔组织相连。胸腺有明显的年龄变化,新生儿和幼儿的胸腺相对较大,青春期后,胸腺逐渐退化,多被脂肪组织代替。

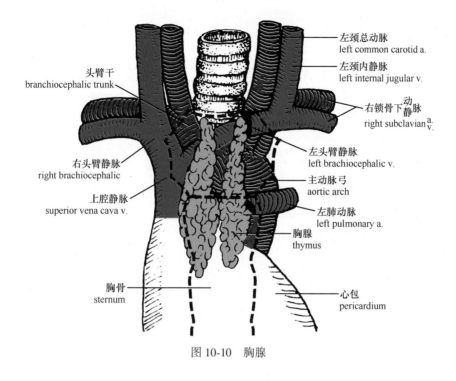

图 10-10　胸腺

复习思考题

1. 简述胸导管的起始、行程、引流的淋巴干和收纳淋巴范围。

2. 简述腋淋巴结的分群、位置和引流范围。

3. 一患者腹股沟淋巴结肿大,感染可能来自何处?

4. 一胃癌患者,发现左锁骨上淋巴结肿大,癌细胞通过何种途径转移至此?

（曹　霞）

第四篇 感 觉 器 官

第十一章 感 觉 器 官

感觉器官由感受器及其附属结构组成,是结构较为复杂的特殊感受器。感受器是接受机体内、外环境刺激并将刺激转换成神经冲动的结构。

主要观察视器(眼)和前庭蜗器(耳)。

第一节 视 器

【目的要求】

(一)掌握内容

1. 眼球

(1)眼球壁各层结构的名称、位置、分部、特点和功能。

(2)视神经盘和黄斑位置、形态特点及功能。

(3)眼球内容物的组成、位置、特点及功能,房水的产生和循环途径。

2. 眼副器

(1)结膜的位置、分部和特点,结膜囊的围成。

(2)泪器的组成,泪液的产生及流向。

(3)眼外肌的名称、位置和作用。

3. 眼动脉的来源,视网膜中央动脉的行程、分支分布。

(二) 了解内容

1. 眼轴和视轴。

2. 眼睑层次及主要结构。

3. 眼静脉的回流。

【标本教具】

1. 活体人眼(彼此相互观察或对照镜子观察)。

2. 新鲜的猪眼球或牛眼球。

3. 眼的瓶装标本。

4. 显示眼眶内诸结构(血管、神经、眼外肌)的头部人体标本。

5. 眼模型。

【实习内容】

视器即眼,大部分位于眶内,由眼球和眼副器两部分组成(表11-1)。主要功能是感受光线刺激,产生视觉。视觉是人体感知外界、获取信息最重要的途径之一。

表 11-1 眼的构成

		外膜(纤维膜)	角膜、巩膜
眼球	眼球壁	中膜(血管膜)	虹膜、睫状体、脉络膜
		内膜(视网膜)	虹膜部、睫状体部、脉络膜部
	眼球内容物	房水、晶状体、玻璃体	
眼副器	眼睑	上、下眼睑	
	结膜	睑结膜、球结膜(不覆盖角膜)、穹隆结膜	
	泪器	泪腺,泪道:泪点、泪小管、泪囊、鼻泪管	
	眼外肌	上睑提肌,上、下、内、外直肌,上、下斜肌	

一、眼 球

位于眶内,由眼球壁和内容物两部分组成(图 11-1)。

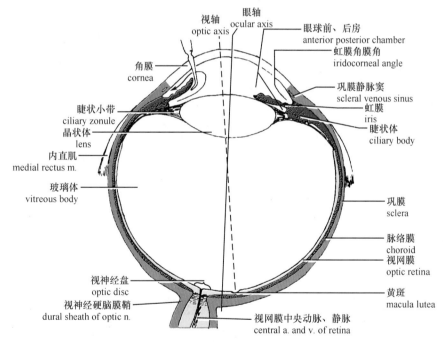

图 11-1 右眼球的水平切面

(一)眼球壁

由外向内分为三层,即外膜、中膜和内膜。

1. 外膜 又名纤维膜,分为角膜和巩膜两部分。

(1)**角膜**:占外膜前 1/6。略呈中央向前突出的圆盘状。无色透明、无血管、无淋巴、富含神经末梢。具有屈光和保护作用。

(2)**巩膜**:占外膜后 5/6,呈乳白色,不透明,致密坚韧。有运动眼球的眼外肌附着,后极稍内侧有视神经穿过。

2. 中膜 又名血管膜,薄而柔软,富含血管和色素,颜色较深,多呈棕黑色(有人种差异)。由前至后分为虹膜、睫状体和脉络膜三部分。

(1)**虹膜**:位于角膜和晶状体之间,冠状位呈圆盘状。虹膜中央有一圆形的瞳孔,是光线进入眼球内的通道。角膜与晶状体之间的腔隙称眼房,虹膜将其分为较大的前房和较小的后房。虹膜与角膜周缘形成的夹角,称虹膜角膜角,又名前房角。

(2)**睫状体**:位于角膜与巩膜移行处的内面,是中膜最厚的部分,断面上呈三角形。前1/3肥厚,内表面有锯齿状突起称睫状突;后2/3较平坦,称睫状环。睫状体内含睫状肌,舒缩时调节晶状体曲度的变化。睫状体产生房水。

(3)**脉络膜**:占据中膜后方大部分,贴于巩膜和视网膜的色素上皮层之间。薄,柔软,光滑。

3. 内膜 即视网膜,为眼球壁最内层的薄膜。按组成分为两层,外层为色素上皮层,紧贴于中膜内面;内层为神经层,内含视细胞、双极细胞和节细胞(图 11-2)。内外层之间易于剥离。

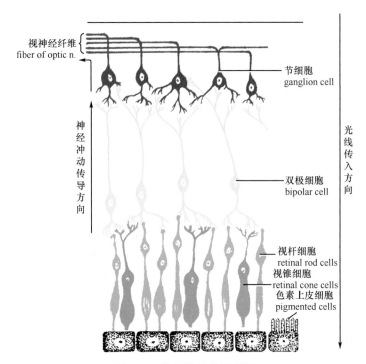

图 11-2 视网膜结构示意图

按位置分为三部,即虹膜部、睫状体部和脉络膜部,虹膜部和睫状体部合称盲部,脉络膜部称视部。

观察视神经盘和黄斑(图 11-3)。在冠状切开后的标本上或在活体用眼底镜观察,可见视网膜视部后方稍偏鼻侧有一白色圆盘状隆起,这就是**视神经盘**,又名视神经乳头或盲点(注意与盲部区别),是视神经起始处,中央有视网膜中央动脉穿行。在视神经盘的外下方,有一略呈淡黄色的小区即**黄斑**,中央表面有一凹陷称**中央凹**,是感光最敏锐之处。

(二)眼球内容物

眼球内容物包括房水、晶状体和玻璃体三部分。三者与角膜共同组成眼的屈光系统。

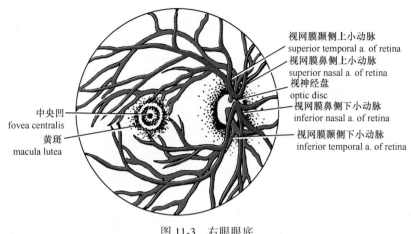

图 11-3 右眼眼底

1. 房水 是睫状体产生的无色透明水样液体,充填于眼房内,其产生和回流处于动态平衡状态,有屈光、营养、维持眼内压等作用。若产生和循环受阻导致眼内压升高,影响视力即称青光眼。

2. 晶状体 位于虹膜和玻璃体之间,呈双面凸透镜状,无色透明(暴露于空气后呈白色),富有弹性。借睫状小带与睫状体的睫状突相连,其曲度受睫状体调节控制。若晶状体代谢紊乱发生混浊,称为白内障。

3. 玻璃体 充填于晶状体后面的眼球内,为无色透明的胶状物质。有屈光、支撑视网膜的功能。

二、眼 副 器

眼副器包括眼睑、结膜、泪器、眼球外肌、眶脂体及筋膜等结构。

(一)眼睑

眼睑俗称眼皮,分上睑和下睑,两睑之间的裂隙称睑裂。睑裂内、外侧两端,分别称内眦和外眦。内眦外侧的凹陷称泪湖,泪湖中央有略隆起的泪阜。两睑相对缘称睑缘,长有睫毛。翻转上、下睑,透过结膜,可见致密坚硬、呈半月形的睑板。从断面上辨认眼睑层次,由浅入深分为五层:皮肤、皮下组织、肌层、睑板、睑结膜(图 11-4)。

(二)结膜

薄而透明,按位置分为眼睑内面的睑结膜、巩膜前部表面的球结膜和两者转折处的结膜穹隆三部。当上、下眼睑闭合时,结膜三部围成的腔隙称为结膜囊。

(三)泪器

按其结构和功能,泪器可分为分泌泪液的泪腺和导流泪液的泪道系统(图 11-5)。

1. 泪腺 位于眶前部上外方的泪腺窝内。

2. 泪道 由泪点、泪小管、泪囊和鼻泪管组成。

(1)泪点:在活体上观察,在上、下睑缘内侧端各有一个小突起,其顶端的小孔,称泪点。

(2)泪小管:位于泪点与泪囊之间。分上、下泪小管,在眼睑内先分别垂直向上、向下

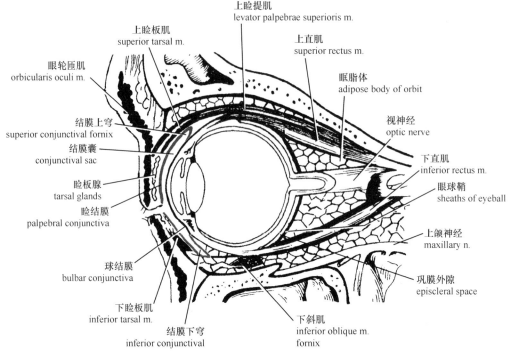

图 11-4 眼眶矢状切面

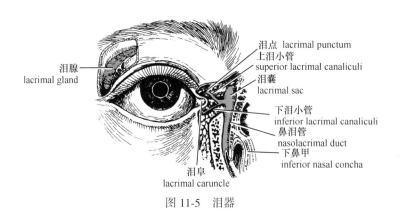

图 11-5 泪器

走行,然后转向内侧两者汇合,再注入泪囊。

(3)泪囊:为膜性囊,位于泪囊窝内,上部为盲端,下部移行为鼻泪管。

(4)鼻泪管:通向下鼻道,在颅骨标本上观察。

(四)眼球外肌

共七块,分别是上睑提肌、上直肌、下直肌、内直肌、外直肌、上斜肌和下斜肌(图 11-6)。均位于眶内,上睑提肌上提眼睑,其余六块运动眼球。

在标本上示教运动眼球的四块直肌和两块斜肌。同学们在模型观察上述六条肌的位置与走向,并分析它们的功能。注意理解:上直肌使眼球转向内上方,下直肌使眼球转向内下方,上斜肌使眼球转向外下方,下斜肌使眼球转向外上方。

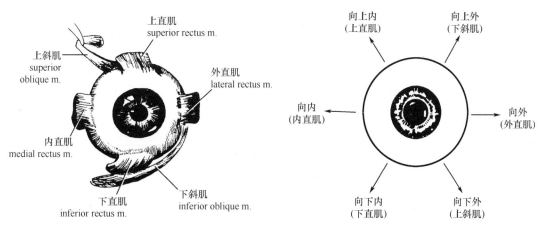

图 11-6 眼球外肌

（五）眶脂体及眶筋膜

眶脂体为充填于眶内的脂肪组织,眼球和眼球外肌分别由筋膜包裹形成筋膜鞘。

三、眼的血管

（一）眼的动脉

眼球及眶内结构的动脉血供主要来源于眼动脉(图 11-7)。眼动脉起自颈内动脉颅内段,起点位于鞍结节和前床突之间,视神经后方。伴视神经穿视神经管入眶,主要分支有视网膜中央动脉、泪腺动脉、睫状动脉等。视网膜中央动脉在眼球后方约 1cm 处穿入视神经内,穿视神经盘后发出分支分布于视网膜。

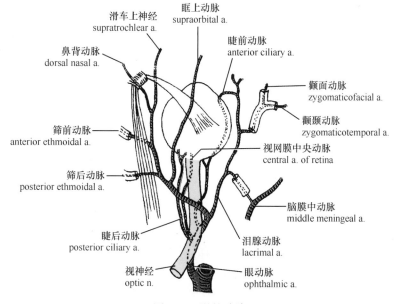

图 11-7 眼的动脉

（二）眼的静脉

眶内结构的静脉血液通过眼静脉回流至海绵窦。眼静脉的主要属支有视网膜中央静脉、眼上静脉、眼下静脉、涡静脉和睫前静脉等（图 11-8）。

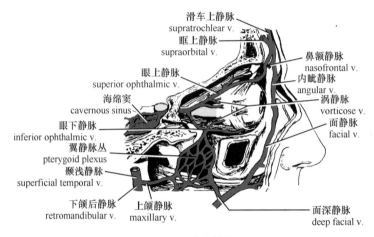

图 11-8　眼的静脉

【附】　活体观察

对照镜子或相互观察活体眼。

1. 睫毛的形态。

2. 在睑缘内侧观察泪点，在内眦附近观察泪湖、泪阜。

3. 用干净的手指轻轻提起上睑并外翻，观察睑结膜、球结膜。透过睑结膜观察睑板。

4. 在眼球正中观察角膜，透过角膜观察瞳孔，通过瞳孔中央的颜色，理解色素层（视网膜的色素上皮层和脉络膜均富含色素）的颜色。

5. 观察虹膜的颜色、形态，理解其空间位置。

复习思考题

1. 名词解释：视神经盘，黄斑。

2. 描述眼球壁的组成分部、各部特点及功能。

3. 外界光线需要经过哪些结构才能到达视网膜？试结合照相机原理，理解眼球结构。

4. 简述房水的产生及循环途径。

（冉茂成）

第二节　前 庭 蜗 器

【目的要求】

（一）掌握内容

1. 前庭蜗器的组成、分部和功能。

2. 外耳道的形态特点及临床应用。

3. 鼓膜的位置、形态。

4. 鼓室的位置、六壁、内容物。听小骨的名称、位置、功能。

5. 咽鼓管的位置、分部及功能,幼儿咽鼓管和成人的区别。

6. 内耳的组成、分部。感受器的名称、位置和功能。

（二）了解内容

1. 耳廓的形态。

2. 乳突窦、乳突小房的位置及临床意义。

3. 声波的传导途径。

【标本教具】

1. 模型。

2. 骨标本:颞骨(含锯开显示鼓室)、听小骨、整颅。

3. 活体耳,观察耳廓、外耳道和鼓膜。

【实习内容】

前庭蜗器即耳(图 11-9),分外耳、中耳和内耳三部分(表 11-2)。

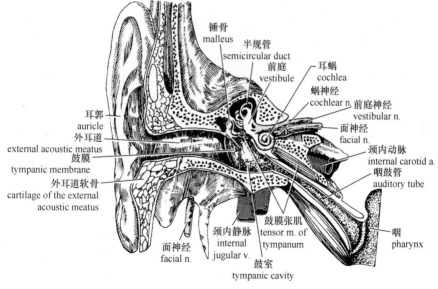

图 11-9 前庭蜗器模式图

表 11-2 耳的构成

外耳		耳廓、外耳道、鼓膜
中耳		鼓室、咽鼓管、乳突窦、乳突小房
内耳	骨迷路	前庭、骨半规管、耳蜗
	膜迷路	椭圆囊、球囊、膜半规管、蜗管

一、外　耳

包括耳廓、外耳道和鼓膜。

(一) 耳廓

以弹性软骨为支架,除耳垂外,缺少皮下组织。耳垂是临床上常用的采血部位。耳廓外形和大小有个体差异。

在活体上对照教材及插图互相观察。

(二) 外耳道

外耳道是外耳门至鼓膜之间的弯曲管道,分外侧的软骨部和内侧的骨性部。成人和幼儿的弯曲程度和方向不同。在检查成人骨膜时,应将耳廓拉向后上方;幼儿则拉向后下方。

在特制标本和放大的模型观察。

(三) 鼓膜

位于外耳道底的鼓膜沟内,内侧面为鼓室,是一圆盘状半透明薄膜(图11-10)。向前外侧倾斜与水平面成45°角。鼓膜的中央部分向内侧凹陷,称为鼓膜脐。光线直射时,在鼓膜前下方形成一个三角形反射光区,称为(反射)光锥。鼓膜上部较小,呈三角形,薄而松弛,名松弛部;下部较大,组织致密名紧张部。鼓膜内面有锤骨柄紧密附着。

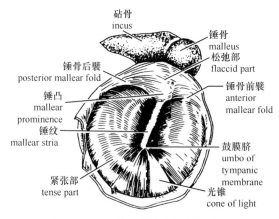

图11-10　鼓膜的形态和结构示意图

二、中　耳

中耳包括鼓室、咽鼓管、乳突窦和乳突小房。

(一) 鼓室

鼓室位于颞骨岩部,形状不规则,含气,经咽鼓管通鼻咽。腔内表面覆盖黏膜。

1. 鼓室壁(六壁)

(1) 上壁:即**鼓室盖壁**,借鼓室盖与颅中窝相邻。

(2) 下壁:即**颈静脉壁**,借薄层骨板与颈静脉窝相邻。

(3) 前壁:即**颈动脉壁**,借薄层骨板与颈动脉管相邻。上方有咽鼓管鼓室口。

(4) 后壁:即**乳突壁**,上部有乳突窦口,借乳突窦与乳突小房相通。

（5）外侧壁：即**鼓膜壁**，借鼓膜与外耳道相邻。

（6）内侧壁：即**迷路壁**，也就是内耳外侧壁（图11-11）。此壁凹凸不平，中部有圆形隆起，名**鼓岬**。鼓岬的后上方有卵圆形孔，名**前庭窗**，被镫骨底所封闭。鼓岬的后下方有圆形小孔，名**蜗窗**，在活体上有一膜性结构所封闭，因此称为第二鼓膜。前庭窗后上方有**面神经管隆凸**，内有面神经经过。

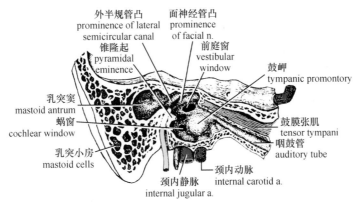

图 11-11　鼓室内侧壁

2. 鼓室内容物　含三块听小骨、两块听骨肌。

（1）听小骨：三块，即**锤骨**、**砧骨**和**镫骨**，彼此借关节形成听骨链（图11-12）。锤骨借锤骨柄附着于鼓膜，镫骨借镫骨底附着于前庭窗。

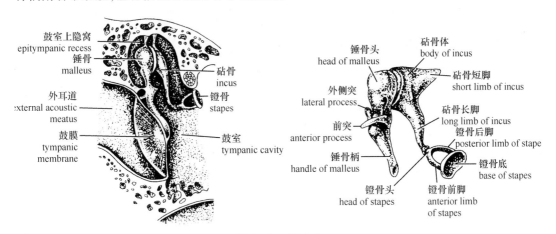

图 11-12　听小骨

（2）听骨肌：两块，即鼓膜张肌和镫骨肌。

鼓膜张肌位于鼓膜张肌半管内，从管内伸入鼓室，止于锤骨柄上端，其作用是将锤骨拉向外侧，紧张鼓膜。受三叉神经控制。

镫骨肌位于鼓室后壁的锥隆起内，肌腱入鼓室，止于镫骨，此肌收缩使镫骨底向后外方移动，蹬动前庭窗，将鼓膜的振动传至内耳。受面神经控制。

（二）咽鼓管

位于中耳鼓室和鼻咽部之间的管道，外侧1/3为骨性部，内侧2/3为软骨部。两端分别借鼓室口和咽口开口于鼓室和鼻咽。幼儿咽鼓管较成人短、宽、水平,咽部感染易累及中耳。

验证咽鼓管是否通畅:用你的拇指和食指捏住两个鼻翼,阻断鼻腔的气流,紧闭口腔,然后用力向上鼓气,此时便感觉到耳内发出一次清脆的响声,此表明鼻咽部的气体通过咽鼓管进入到鼓室。

(三) 乳突窦和乳突小房

乳突窦和乳突小房为颞骨乳突内的许多含气小腔,在锯开的颞骨标本上观察,可见这些小腔互相交通,向前经乳突窦与鼓室相通。

三、内　耳

内耳又称**迷路**,位于颞骨岩部骨质内,由骨迷路和膜迷路两部分构成,两者之间充填外淋巴液,膜迷路内流动外淋巴液。

(一) 骨迷路

在放大的模型和特制的显示内耳的标本上观察,可见骨迷路是岩部致密骨质形成的复杂管道。由前内向后外分为耳蜗、前庭和骨半规管三部分(图 11-13)。

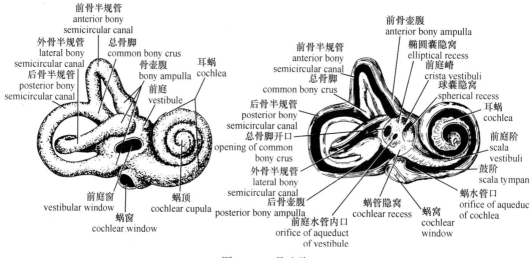

图 11-13　骨迷路

1. 骨半规管　三个均呈半环形的管道,分别称前骨半规管、后骨半规管和外骨半规管(水平位)。排列在三个平面上,三者两两相互垂直(近似)。每一个骨半规管一端细小称单骨脚,一端膨大称壶腹骨脚,均开口于前庭。其中前、后骨半规管单骨脚合成一个总骨脚,因此,三个骨半规管以五个孔与前庭相通。

2. 前庭　椭圆形空腔,介于骨半规管和耳蜗之间并彼此相通。外侧壁有前庭窗和蜗窗,内侧壁为内耳道底,有前庭蜗神经和面神经穿行。

3. 耳蜗　位于前庭前内,因形似蜗牛壳而得名。由蜗螺旋管环绕蜗轴而成。蜗底朝向内耳道底,蜗顶朝向前外。中央的蜗轴呈锥形,自蜗轴发出蜗螺旋板,游离缘连于上方的前庭膜和下方的螺旋膜。蜗螺旋板将蜗螺旋管不完全地分为上部的前庭阶和下部分鼓阶(螺旋膜和前庭膜之间为蜗管,属膜迷路),在蜗顶两者借蜗孔相通。

（二）膜迷路

膜迷路位于骨迷路内，是相通的密闭的膜性管道系统，由膜半规管、椭圆囊和球囊、蜗管三部分组成（图11-14）。

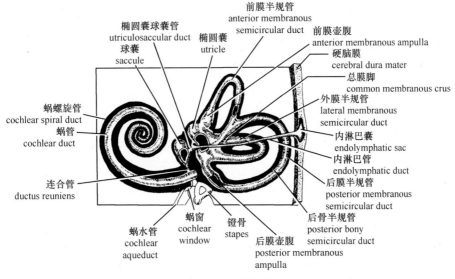

图 11-14　膜迷路

1. 膜半规管　位于骨半规管内，两者形态相似，骨壶腹内为膨大的膜壶腹，内含位置感受器壶腹嵴。

2. 椭圆囊和球囊　位于前庭内。球囊较小，位于前下方，呈球形。椭圆囊较大，位于后上方，呈椭圆球形。

通向：椭圆囊借五个开口与膜半规管相通，借椭圆囊、球囊管通球囊，球囊借连合管通蜗管。

椭圆囊和球囊内分别含有椭圆囊斑和球囊斑，均属位置觉感受器。

3. 蜗管　是蜗螺旋管内的膜性管道，上壁为前庭膜，下壁为螺旋膜。螺旋膜内的螺旋器为听觉感受器，也称 Corti's 器。

（三）内耳道

位于颞骨岩部后份中部，自内耳门到内耳道底，长约 10mm，内有前庭蜗神经、面神经和迷路动脉穿行。内耳门开口于颅后窝，内耳道底邻接骨迷路的内侧壁。内耳道底被一横位骨嵴分隔为上、下两部分，上有很多小孔，是神经和血管穿经处。

复习思考题

1. 简述耳的组成、分部及各部功能。
2. 幼儿和成人相比较，耳的主要区别有哪些？
3. 描述鼓室的六壁及毗邻。
4. 简述耳的各类感受器的名称、位置和功能。
5. 简述声波的空气传导途径（用箭头表示）。

（康　健）

第五篇　神　经　系　统

神经系统包括中枢神经系统和周围神经系统。中枢神经系统分为脑和脊髓。周围神经系统分为脑神经、脊神经和内脏神经。

第十二章　中枢神经系统

第一节　脊　髓

【目的要求】

（一）掌握内容

1. 脊髓的位置和外形。
2. 脊髓节段的概念、脊髓节段与椎骨的对应关系。
3. 脊髓灰质的分部和主要功能。
4. 薄束、楔束、脊髓丘脑束和皮质脊髓侧束。

（二）了解内容

1. 脊髓灰质的板层结构。
2. 脊髓小脑束、皮质脊髓前束、红核脊髓束、前庭脊髓束、顶盖脊髓束和内侧纵束等。
3. 脊髓损伤的临床表现。

【标本教具】

1. 离体的脊髓标本。
2. 切除椎管后壁的脊髓标本。
3. 脊髓模型。
4. 脊髓的教学视频。

【实习内容】

一、脊髓的位置和外形

在切除椎管后壁的脊髓标本上观察，脊髓位于椎管内，上端于枕骨大孔与延髓相连，下端平第 1 腰椎体下缘，以终丝连于尾骨。

在离体的脊髓标本上观察，脊髓呈前后略扁的圆柱形，全长粗细不等。颈膨大位于第 4 颈髓节段至第 1 胸髓节段之间，与分布至上肢的脊神经的前、后根相连。腰骶膨大位于第 2 腰髓节段至第 3 骶髓节段之间，与分布到下肢的脊神经的前、后根相连。脊髓的末端呈圆锥状是脊髓圆锥。脊髓圆锥的下端延续为终丝。

在脊髓模型上观察,脊髓的表面有 6 条纵行沟裂:前面正中的较深的沟为前正中裂;后面正中的浅沟为后正中沟;在前外侧是前外侧沟,后外侧是后外侧沟。前、后外侧沟分别有脊神经的前、后根附着(图 12-1)。

二、脊髓节段与椎骨的对应关系

每对脊神经的前、后根所连的一段脊髓,称一个脊髓节段。脊髓共有 31 个节段:颈髓 8 个节段、胸髓 12 个节段、腰髓 5 个节段、骶髓 5 个节段和尾髓 1 个节段。

在发育过程中,脊髓的生长速度比脊柱缓慢,因此脊髓各节段逐渐高于相应的椎骨(图 12-2)(表 12-1)。出生时,脊髓下端平第三腰椎下缘。

在切除椎管后壁的脊髓标本上观察,腰、骶和尾神经的脊神经前、后根在到达相应的椎间孔之前须在椎管内下行一段,聚集在终丝周围,称马尾。成人在第 1 腰椎以下无脊髓,临床选择第 3、4 或第 4、5 腰椎之间进行蛛网膜下隙穿刺,可避免损伤脊髓(图 12-2)。

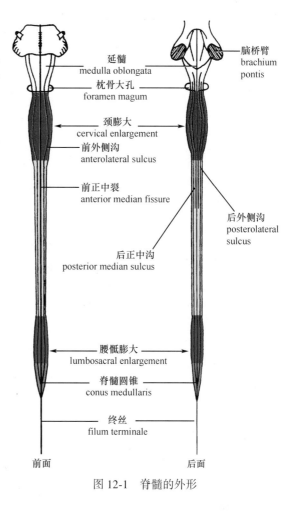

图 12-1　脊髓的外形

表 12-1　脊髓节段与椎骨的对应关系

脊髓节段	对应椎骨	推算举例
上颈髓节段 $C_{1~4}$	$C_{1~4}$	第 3 颈髓节段与第 3 颈椎相对
下颈髓节段 $C_{5~8}$ 和上胸髓节段 $T_{1~4}$	$C_4 \sim T_3$	第 3 胸髓节段与第 2 胸椎相对
中胸髓节段 $T_{5~8}$	$T_{3~6}$	第 6 胸髓节段与第 4 胸椎相对
下胸髓节段 $T_{9~12}$	$T_{6~9}$	第 11 胸髓节段与第 8 胸椎相对
腰髓节段 $L_{1~5}$	$T_{10~12}$	
骶、尾髓节段 $S_{1~5}$、C_o	L_1	

三、脊髓的内部结构

脊髓由灰质和白质构成。在脊髓的横切面上观察,脊髓中央有中央管。中央管的周围是"H"形的灰质。灰质的周围是白质。

(一) 灰质

在脊髓横断面上脊髓灰质呈"H"形。灰质前连合位于中央管的前部,灰质后连合位于

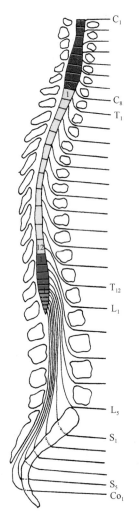

图 12-2 脊髓节段与椎骨的对应关系

中央管的后部。灰质向前外的扩大部分是前角,向后的突起部分为后角,介于前角和后角之间是灰质中间带(图12-3)。

1. 前角 主要由前角运动神经元组成。前角运动神经元依据功能分:α 运动神经元,支配骨骼肌的运动;γ 运动神经元,调节骨骼肌的张力。前角运动神经元按位置分:内侧核群位于脊髓全长,支配躯干肌;外侧核群仅位于颈膨大和腰骶膨大,支配四肢肌(图 12-3)。前角运动神经元的轴突经脊髓前外侧沟穿出,组成脊神经的前根。

2. 后角 主要由联络神经元组成,接受来自脊神经后根的感觉纤维。后角联络神经元发出的长轴突,经白质前连合越边至对侧,组成脊髓丘脑前束和侧束;短轴突在脊髓各节段之间起联络作用。后角内的核团有后角边缘核、胶状核、后角固有核和胸核(图 12-3)。

3. 中间带 位于第 1 胸髓节段和第 3 腰髓节段之间的灰质向外侧突出形成侧角,其内含有交感神经元,称中间外侧核,发出的轴突加入脊神经前根。在第 2~4 骶髓节段,在前角的基底部,含有副交感神经元,称骶副交感核。在中间带的内侧是中间内侧核,接受后根的一般内脏感觉纤维(图 12-3)。

(二) 白质

脊髓的白质由上、下行纤维束和固有束构成。依据脊髓表面的沟、裂将白质分为三索:①前索位于前正中裂与前外侧沟之间;②后索位于后正中沟和后外侧沟之间;③外侧索位于前外侧沟和后外侧沟之间。在灰质前联合的前方有横越的纤维,称白质前连合(图 12-3)。

1. 上行纤维束

(1)薄束和楔束:**薄束**位于后索内侧,由同侧第 5 胸节以下脊神经节的假单节神经元的中枢突构成。**楔束**位后索外侧,由同侧第 4 胸节以上脊神经节的假单节神经元的中枢突构成。薄束和楔束上行至延髓,分别止于同侧的薄束核和楔束核。薄束和楔束分别传导同侧下半身和上半身的意识性本体感觉和精细触觉(图 12-3)。

(2)脊髓丘脑束:由**脊髓丘脑侧束**和**脊髓丘脑前束**组成,分别位于外侧索的前部和前索内。脊髓丘脑侧束和脊髓丘脑前束由对侧后角联络神经元的突轴上升 1~2 脊髓节段经白质前连合越边到外侧索和前索组成。脊髓丘脑束在外侧索和前索内上行,经脑干,止于间脑的背侧丘脑腹后外侧核。其功能是传导对侧躯干和四肢的痛觉、温度觉、粗触觉和压觉(图 12-3)。

(3)**脊髓小脑前束**和**脊髓小脑后束**:分别位于外侧索的前部和后部,在脊髓内上行至脑干,经小脑上脚和下脚,止于小脑皮质。脊髓小脑前、后束传导下肢和躯干下部的非意识性本体感觉至小脑(图 12-3)。

2. 下行纤维束

(1)皮质脊髓束:包括皮质脊髓侧束和皮质脊髓前束。**皮质脊髓侧束**位于外侧索后

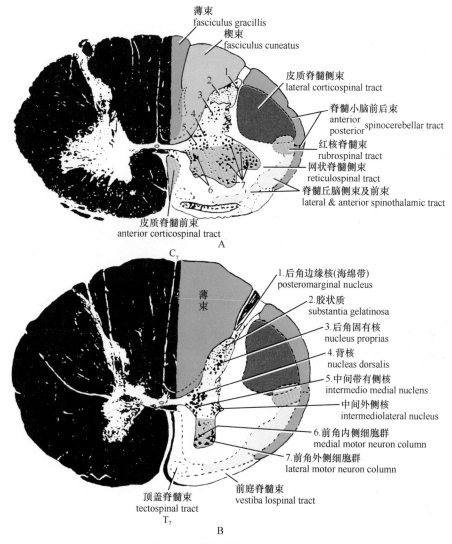

图 12-3 脊髓胸段的水平切面

部,下行过程中发出纤维止于同侧外侧核群的前角运动神经元,支配上、下肢骨骼肌的随意运动。**皮质脊髓前束**位于前索内,下行过程中发出纤维止于两侧的内侧核群的前角运动神经元,支配两侧躯干肌的随意运动(图 12-3)。

(2)**红核脊髓束**:位于侧索内,参与调节屈肌张力和运动协调作用。

(3)**前庭脊髓束**:位于前索内,调节伸肌张力,与身体的平衡有关。

(4)**顶盖脊髓束**:位于前索内,参与视觉和听觉反射。

(5)**网状脊髓束**:位于前索和外侧索内,调节肌张力和协调肌的运动。

(6)**内侧纵束**:位于前索内,协调头、颈的运动与眼球的运动(图 12-3)。

四、脊髓的功能

(一)传导功能

脊髓通过上行纤维束将脊神经分布区的各种感觉冲动传至脑,通过下行纤维束和脊神经,将脑发出的冲动传至效应器。

(二) 反射功能

脊髓作为一个低级中枢,有许多反射中枢位于脊髓灰质内,通过固有束和前、后根完成一些节内和节间反射活动。

复习思考题

1. 解释名称:颈膨大、马尾和脊髓节段。
2. 试述薄束、楔束的来源、位置、功能及损伤表现?
3. 试述脊髓丘脑束的来源、位置、功能及损伤表现?
4. 试述皮质脊髓侧束的位置、功能及损伤表现?
5. 试述脊髓灰质前角的运动神经元的分类及分群以及各自的功能?
6. 试分析脊髓半横断损伤的临床表现?

第二节　脑

脑位于颅腔内,包括端脑、间脑、中脑、脑桥、延髓和小脑六部分。通常将中脑、脑桥和延髓合称为脑干(图 12-4,图 12-5)。

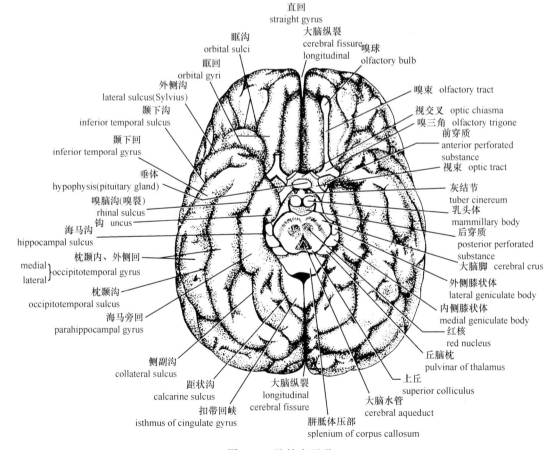

图 12-4　脑的底面观

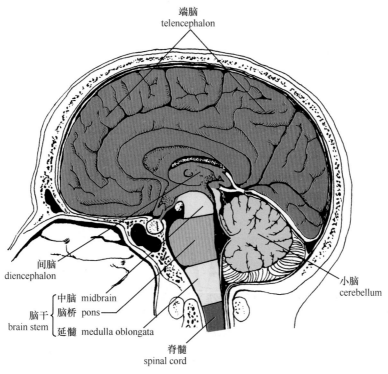

图 12-5　脑的正中矢状切面

脑　　干

【目的要求】

(一) 掌握内容

1. 脑干的组成、外形及与脑干相连的脑神经。
2. 第四脑室的位置和交通。
3. 脑神经核的位置、功能及与脑神经的关系。
4. 非脑神经核的薄束核、楔束核、上丘核和下丘核的位置。
5. 内侧丘系、脊髓丘系、三叉丘系、外侧丘系和锥体束的位置、功能。

(二) 了解内容

1. 非脑神经核的红核、黑质、脑桥核、上橄榄核和下橄榄核等的位置和功能。
2. 脑干网状结构的位置和功能。
3. 脑干各部损伤后的临床表现。

【标本教具】

1. 整脑标本。
2. 脑的正中矢状切面标本。

3. 脑干标本。

4. 脑干模型和透明脑干模型。

5. 脑的教学视频。

【实习内容】

在整脑、脑的正中矢状切面和脑干标本上观察,脑干位于间脑和脊髓之间,由中脑、脑桥和延髓组成。脑桥和延髓的背面与小脑相连,其间为第四脑室。

(一)脑干的外形

1. 腹侧面 在脑干标本和脑干模型的前面观察,以延髓脑桥沟、脑桥上缘和视束为标志,将脑干分为延髓、脑桥和中脑(图 12-6)。

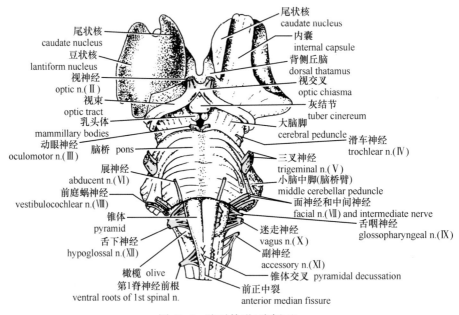

图 12-6 脑干外形(腹侧面)

(1)**延髓**:上端借延髓脑桥沟与脑桥分界,下端与脊髓续连。前正中裂两侧的纵形隆起为锥体,内含皮质脊髓束。锥体下端是锥体交叉,由皮质脊髓束的大部分纤维左、右交叉形成。锥体外侧的卵圆形隆起为橄榄,其深面有下橄榄核。橄榄与锥体之间有舌下神经出脑。在橄榄背侧自上而下有舌咽神经、迷走神经和副神经附着。

(2)**脑桥**:腹侧面的膨隆称脑桥基底部,其正中线有纵行的基底沟,容纳基底动脉。基底部向两侧移行为小脑中脚。在基底部与小脑中脚交界处有三叉神经。延髓脑桥沟内从内侧向外侧依次有展神经、面神经和前庭蜗神经出入脑。

(3)**中脑**:腹侧面有一对大脑脚。两侧大脑脚之间为脚间窝,动眼神经由此出脑。

2. 背侧面 在脑干标本和脑干模型的后面观察(图 12-7)。

(1)**延髓**:下部形似脊髓,上部展开构成菱形窝下半。后正中沟两侧有薄束结节,其深面含薄束核。薄束结节的外上方是楔束结节,其深面含楔束核。楔束结节外上方的隆起是小脑下脚,由与小脑相联系的纤维构成。

（2）**脑桥**：背侧展开构成菱形窝的上半，其两侧为小脑上脚。小脑上脚之间是前髓帆。

（3）**中脑**：有上、下两对圆形隆起，其上一对称上丘，含上丘核，与视觉反射有关；其下一对称下丘，含下丘核，与听觉传导和反射有关。下丘下方有滑车神经出脑。

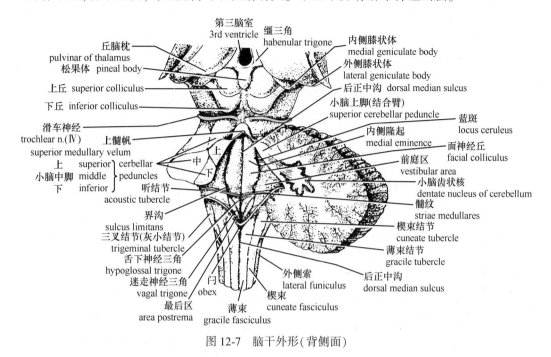

图 12-7　脑干外形（背侧面）

3. 菱形窝　在脑干标本和脑干模型的后面观察。

由延髓上部和脑桥的中央管敞开构成，呈菱形。横行的髓纹是延髓与脑桥背侧面的分界标志。上界由两侧的小脑上脚构成，下界两侧的由小脑下脚、楔束结节和薄束结节构成。正中沟将菱形窝分为左、右两半部分。界沟位于外侧，并与正中沟平行。正中沟与界沟之间是内侧隆起。内侧隆起在髓纹上方的圆形隆起是面神经丘，其深面含展神经核和面神经膝。内侧隆起在髓纹下方可见两个三角：内上是舌下神经三角，内含舌下神经核；外下是迷走神经三角，内含迷走神经背核。界沟外侧的三角区称前庭区，其深面有前庭神经核。前庭区外侧有一小隆起称听结节，内含蜗神经背核（图 12-7）。

4. 第四脑室　在脑的正中矢状切面标本上观察，位于脑桥、延髓和小脑之间。其底由菱形窝构成。顶朝小脑，前上部由上髓帆构成，后下部由下髓帆和脉络组织构成。第四脑室向下通延髓和脊髓的中央管，向上与中脑水管相通，并借第四脑室正中孔和外侧孔与蛛网膜下隙相通（图 12-5，图 12-8）。

（二）脑干的内部结构

脑干的内部结构主要由灰质和白质构成，并具有发达的网状结构。

1. 灰质　脑干的灰质与脊髓不同，呈分散成团块状构成神经核。①与脑神经相联系的核团称脑神经核；②与上、下行纤维有联系的核团称中继核；③位于网状结构内的核称网状核。

（1）脑神经核：在透明脑干模型上观察。

脑神经核团在第四脑室底的灰质中排列成六个机能柱。以界沟为标志，其内侧为运动性脑神经核团，其外侧为感觉性核团。从中线至外侧分别是：一般躯体运动核、一般内脏运

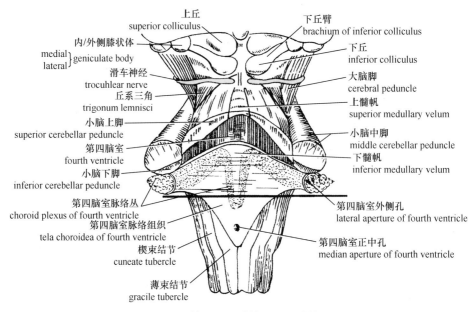

图 12-8　第四脑室脉络组织和脉络丛

动核、一般内脏感觉核和特殊内脏感觉核和特殊躯体感觉核。特殊内脏运动核和一般躯体感觉核位于网状结构内(图 12-9,图 12-10)。脑神经核的位置、接受纤维、加入的脑神经和功能见表 12-2~表 12-7。

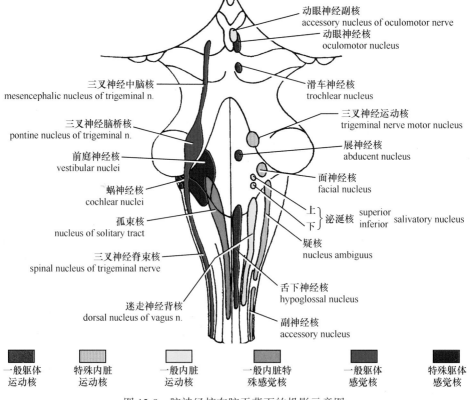

图 12-9　脑神经核在脑干背面的投影示意图

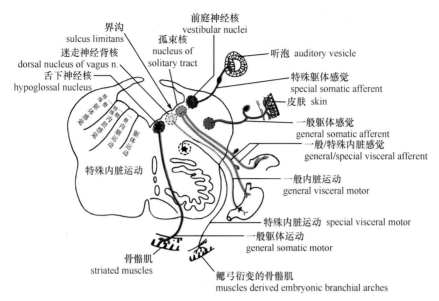

图 12-10 脑神经核的排列模式图

表 12-2 一般躯体运动核

名称	位置	接受纤维	脑神经	功能
动眼神经核	中脑上丘平面	双侧皮质核束	动眼神经	支配除上斜肌和外直肌以外的眼外肌
滑车神经核	中脑下丘平面	双侧皮质核束	滑车神经	支配上斜肌
展神经核	面神经丘深方	双侧皮质核束	展神经	支配外直肌
舌下神经核	舌下神经三角深方	对侧皮质核束	舌下神经	支配舌肌

表 12-3 特殊内脏运动核

名称	位置	接受纤维	脑神经	功能
三叉神经运动核	脑桥	双侧皮质核束	三叉神经	支配咀嚼肌等
面神经核	脑桥	上半部接受双侧皮质核束;下半部接受对侧皮质核束	面神经	面神经核上半部支配眼裂以上面肌;下半部支配眼裂以下面肌
疑核	延髓	双侧皮质核束	舌咽神经 迷走神经 副神经	支配咽喉肌
副神经核	延髓和脊髓颈段	双侧皮质核束	副神经	支配胸锁乳突肌和斜方肌

表 12-4 一般内脏运动核

名称	位置	脑神经	功能
动眼神经副核	中脑	动眼神经	支配瞳孔括约肌和睫状肌
上泌涎核	脑桥	面神经	支配泪腺、下颌下腺和舌下腺
下泌涎核	延髓	舌咽神经	支配腮腺
迷走神经背核	迷走神经三角深方	迷走神经	支配颈、胸和腹部的大部分器官

表 12-5　一般内脏感觉核和特殊内脏感觉核

名称	位置	接受纤维	脑神经	功能
孤束核前部	延髓	味觉纤维	面神经、舌咽神经	传导味觉
孤束核后部	延髓	一般内脏感觉纤维	舌咽神经和迷走神经	传导一般内脏感觉

表 12-6　一般躯体感觉核

名称	位置	接受纤维	脑神经	功能
三叉神经中脑核	中脑	本体感觉纤维	三叉神经	传导头部本体感觉
三叉神经脑桥核	脑桥	触觉和压觉纤维	三叉神经	传导头面部的触觉和压觉
三叉神经脊束核	延髓和脊髓	痛、温觉和精细触觉纤维	三叉神经	传导痛、温度和精细触觉

表 12-7　特殊躯体感觉核

名称	位置	接受纤维	脑神经	功能
前庭神经核	脑桥、延髓	平衡纤维	前庭神经	传导头部平衡觉
蜗神经核	脑桥、延髓	听觉纤维	蜗神经	传导听觉

（2）**非脑神经核**：脑干内的非脑神经核不与脑神经联系，是上、下行传导束的中继核。参阅教材的脑干的水平切面插图。

薄束核与楔束核分别位于延髓的薄束结节和楔束结节内，分别接受薄束和楔束，发出纤维越边组成内侧丘系，是躯干与四肢本体觉和精细触觉传导路的中继核。

其他的非脑神经核包括脑桥内的脑桥核和中脑内的上丘核、下丘核、红核和黑质，它们与脑、小脑和脊髓有广泛的纤维联系。

2. 白质　主要由上、下行纤维束组成，这些纤维束多位于脑干的腹侧部和外侧部。结合教材插图观察脑干传导束的模型。

（1）**内侧丘系**：由薄束核和楔束核发出的纤维经中央管腹侧左、右交叉，形成内侧丘系交叉。交叉后的纤维组成内侧丘系，在延髓中线两侧上行，至脑桥行于腹外侧，止于背侧丘脑腹后外侧核。内侧丘系传导对侧躯干与四肢的本体感觉与精细触觉。

（2）**脊髓丘脑束**：由脊髓上行的脊髓丘脑侧束与脊髓丘脑前束组成脊髓丘脑束。在延髓位于腹外侧，在中脑和脑桥则位于内侧丘系背外侧，止于背侧丘脑腹后外侧核。脊髓丘脑束传递对侧躯干和四肢的痛、温觉和粗略触觉。

（3）**三叉丘系**：由三叉神经脑桥核和三叉神经脊束核发出的纤维，越中线至对侧形成三叉丘系。在内侧丘系背外侧上行，止于背侧丘脑腹后内侧核。三叉丘系传导对侧头面部的痛、温觉和触压觉。

（4）**外侧丘系**：由两侧的蜗神经核和上橄榄核发出的纤维组成。其交叉的纤维组成斜方体。外侧丘系的部分纤维止于下丘核，部分纤维止于内侧膝状体。传导双侧的听觉。

（5）**锥体束**：是大脑皮质中央前回和中央旁小叶前部发出的控制骨骼肌随意运动的下行纤维束。锥体束分两部分：皮质核束和皮质脊髓束。

皮质核束：在脑干的下行过程中，陆续分支止于一般躯体运动核和特殊内脏运动核。大部分一般躯体运动核和特殊内脏运动核接受双侧皮质核束的神经纤维。但舌下神经核和面神经核的下半部只接受对侧的皮质核束。

皮质脊髓束:在锥体下端,大部分纤维经锥体交叉至对侧组成皮质脊髓侧束,支配同侧上、下肢的随意运动;小部分未交叉的纤维组成皮质脊髓前束,支配双侧躯干肌的随意运动。皮质脊髓束支配对侧上、下肢的随意运动和双侧躯干肌的随意运动。

复习思考题

1. 解释名称:第四脑室、锥体交叉、内侧丘系交叉、舌下神经核和面神经核。
2. 试述的脑神经出入脑干的位置。
3. 试述内侧丘系、脊髓丘系、三叉丘系的来源、位置和功能及损伤后表现。
4. 简述六个机能柱的性质、位置和功能。

小　脑

【目的要求】

（一）掌握内容

1. 小脑的位置和形态。
2. 小脑的分叶和功能。

（二）了解内容

1. 小脑的内部结构。
2. 小脑的纤维联系。

【标本教具】

1. 整脑标本。
2. 脑的正中矢状切面标本。
3. 游离小脑标本。
4. 小脑切面标本。
5. 脑的教学视频。

【实习内容】

（一）小脑的位置和外形

在整脑和脑的正中矢状切面上观察,小脑位于延髓和脑桥的背侧,端脑的下方。在游离小脑观察,小脑两侧的膨大部是小脑半球,中间部狭窄部是小脑蚓。在小脑的表面,可见平行的浅沟,两沟之间为小脑叶片。在小脑的上面,前、中1/3交界处有原裂。在小脑下面,小脑半球的突起为小脑扁桃体。小脑扁桃体邻近延髓和枕骨大孔,当颅内压增高时,小脑扁桃体被挤入枕骨大孔形成小脑扁桃体疝(或称枕骨大孔疝)。在小脑下方,小脑蚓从前向后为小结、蚓锤和蚓锤体。在小脑的前面可见绒球(图12-5,图12-11)。

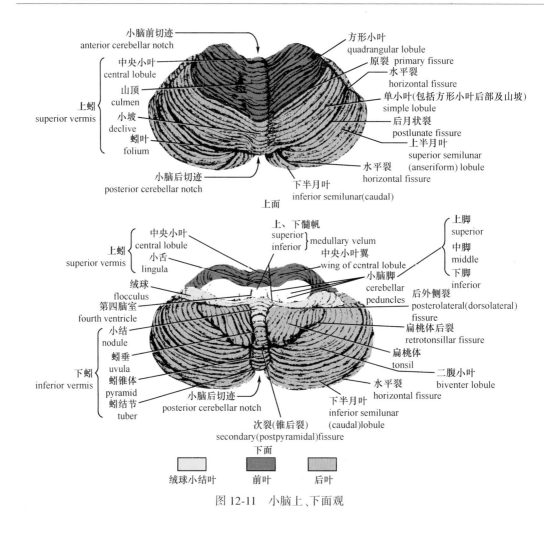

图 12-11 小脑上、下面观

（二）小脑的分叶

在游离的小脑标本上观察,小脑可分为绒球小结叶、前叶和后叶三叶(图 12-11)。

1. 绒球小结叶 位于小脑下面前分,由绒球和小结组成,与前庭神经及前庭神经核相联系称前庭小脑。在种系发生上最古老,又称为原小脑。

2. 前叶 位于小脑上面的原裂的前份,与来自脊髓纤维相联系称脊髓小脑。在种系发生上出现较早,又称为旧小脑。

3. 后叶 是除原小脑和旧小脑以外的部分,与大脑皮质同步发生称大脑小脑。在种系发生上出现最晚,又称新小脑。

（三）小脑的内部结构

小脑的灰质位于其表面称小脑皮质。白质位于小脑深面称小脑髓质。小脑髓质内有4对灰质团块:顶核、球状核、栓核和齿状核,其中最大的是齿状核。见教材的插图。

（四）小脑的功能

小脑是一个重要的运动调节中枢。原小脑通过与前庭神经核联系,维持身体平衡,若损伤出现平衡失调,站立不稳,步态蹒跚等表现。旧小脑主要参与肌张力调节,若病变主要表现为肌张力降低。新小脑的主要功能是协调骨骼肌的随意运动,若病变表现为共济失调。

复习思考题

1. 简述小脑的分叶和功能。
2. 简述小脑各部损伤的临床表现。

间　　脑

【目的要求】

(一) 掌握内容

1. 间脑的位置和分部。
2. 第三脑室的位置和交通。
3. 背侧丘脑的位置、分部和特异性中继核。
4. 后丘脑的位置和功能。
5. 下丘脑的位置、组成和主要核团的功能。

(二) 了解内容

1. 上丘脑的位置和组成。
2. 底丘脑的位置。
3. 背侧丘脑的其他核团的功能。
4. 下丘脑的纤维联系。

【实验教具】

1. 整脑标本和脑的正中矢状切面标本。
2. 带脑干的间脑游离标本。
3. 脑干模型和透明脑干模型。
4. 脑的教学视频。

【实习内容】

在整脑和脑的正中矢状切面上观察,间脑位于中脑与端脑之间,间脑大部分被大脑半球所掩盖,仅腹侧部分可见。间脑可分为背侧丘脑、后丘脑、上丘脑、下丘脑和底丘脑五部分。间脑中间呈矢状位的狭窄间隙为第三脑室(图 12-6,图 12-7,图 12-12)。

在脑干标本、脑干模型和透明脑干上观察。

(一) 背侧丘脑

背侧丘脑是位于间脑背侧份的一对卵圆形灰质团块,前端为丘脑前结节,后端是丘脑枕。背侧丘脑被一"Y"形的白质板分隔为前核群、内侧核群和外侧核群。外侧核群后部的腹侧部称腹后核(包括腹后外侧核和腹后内侧核),是全身各部的躯体感觉纤维上传至大脑皮质的中继核。见教材插图。

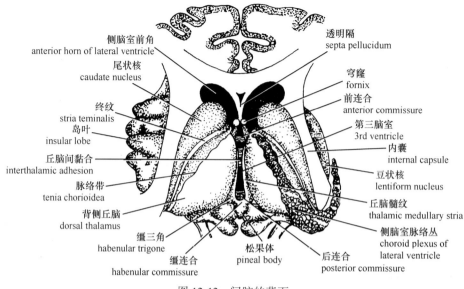

图 12-12 间脑的背面

(二) 后丘脑

后丘脑位于丘脑枕的后下方,其外侧是外侧膝状体,与视觉传导有关。其内侧是内侧膝状体,与听觉传导有关。

(三) 上丘脑

上丘脑位于第三脑室的后上方,包括松果体、缰连合、缰三角和丘脑髓纹。松果体是内分泌器官。

(四) 底丘脑

底丘脑位于背侧丘脑和中脑之间。可在透明脑干模型上观察。

(五) 下丘脑

下丘脑位于背侧丘脑前下方,以下丘脑沟为分界标志。下丘脑包括视交叉、灰结节和乳头体。灰结节向下延续为漏斗,漏斗下端连垂体。

(六) 第三脑室

第三脑室是位于间脑正中的矢状裂隙。侧壁由背侧丘脑和下丘脑构成。顶由脉络组织构成。底由视交叉、灰结节、漏斗和乳头体构成。前界为终板。前部借室间孔与侧脑室相通,向后经中脑水管与第四脑室相通。

复习思考题

1. 解释名称:第三脑室。
2. 试述间脑的位置和分部。
3. 简述背侧丘脑的位置、分部以及特异性核团的名称和功能。
4. 简述下丘脑的位置和组成;后丘脑的位置和功能。

端　脑

【目的要求】

（一）掌握内容

1. 大脑半球的分叶。
2. 大脑半球的主要沟和回。
3. 大脑皮质的功能定位。
4. 基底核的位置和组成。纹状体的概念和功能。
5. 内囊的位置、形态和分部及各部通过的传导束。
6. 侧脑室的位置、分部和交通。

（二）了解内容

1. 海马结构。
2. 大脑髓质的分类。
3. 大脑皮质的功能分区。
4. 边缘系统的概念。

【标本教具】

1. 整脑标本。
2. 脑的正中矢状切面标本。
3. 端脑的水平切面标本。
4. 显示侧脑室的标本。
5. 端脑的剥离显示纤维联系的标本。
6. 透明脑干模型。
7. 脑的教学视频。

【实习内容】

在整脑标本上观察，端脑由左、右两大脑半球组成。大脑纵裂是位于左、右大脑半球间的纵行裂隙。大脑纵裂的底是胼胝体，连接两侧大脑半球。

（一）大脑半球的外形

在大脑半球的标本上观察，大脑半球表面凹凸不平，其凹陷的称沟。沟与沟之间的隆起称回。每侧大脑半球分为背外侧面、内侧面和下面三个面（图12-13，图12-14）。

1. 大脑半球的分叶　在大脑半球的标本上观察，有三条位置相对恒定的沟：①外侧沟起自大脑半球的背外侧面的前下方，斜向后上方；②中央沟起自大脑半球上缘中点稍后方，在半球背外侧面斜向前下，达外侧沟；③顶枕沟位于大脑半球的内侧面后部，自胼胝体后端斜向后上。大脑半球借上述三条沟分为五叶：①额叶位于外侧沟上方，中央沟前方；②颞叶位于外侧沟下方；③枕叶位于顶枕沟与枕前切迹连线的后方；④顶叶位于外侧沟上端与顶枕沟和枕前切迹连线中点的连线的上方；⑤岛叶位于外侧沟深部。

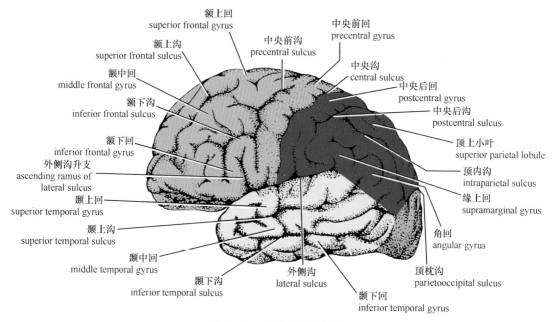

图 12-13　大脑半球外侧面

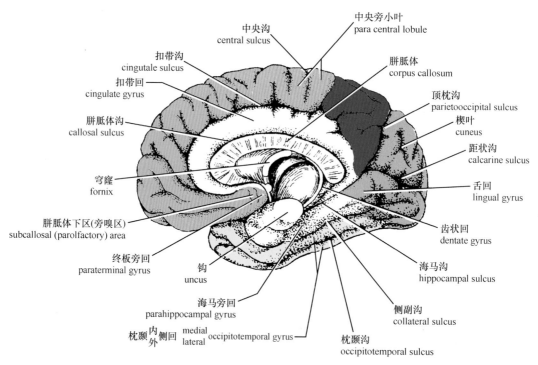

图 12-14　大脑半球内侧面

2. 大脑半球的主要沟和回

（1）上外侧面：在大脑半球标本的背外侧面上观察（图 12-13）。

额叶：**中央前沟**位于中央沟前方，并与之平行。中央沟与中央前沟之间的脑回是**中央前回**。中央前沟前方有两条与半球上缘大致平行的**额上沟**和**额下沟**，将额叶中央前回之前的脑回分为**额上回**、**额中回**和**额下回**。

颞叶:在颞叶内,有两条大致与外侧沟平行的**颞上沟**和**颞下沟**,将颞叶的脑回分为**颞上回**、**颞中回**和**颞下回**。自颞上回转入外侧沟下壁的数条短而横行的脑回是**颞横回**。

顶叶:**中央后沟**位于中央沟后方,并与之平行。中央后沟与中央沟之间的脑回是**中央后回**。在顶叶内,有与大脑半球上缘平行的顶内沟,其上部的脑回是顶上小叶,下部的脑回是顶下小叶。在顶下小叶内,围绕外侧沟后端的脑回是**缘上回**,围绕颞上沟末端的脑回是**角回**。

(2) 内侧面:在大脑半球标本的内侧面上观察(图 12-14)。**胼胝体**上方是**胼胝体沟**,与之平行的沟是**扣带沟**。胼胝体沟和扣带沟之间的脑回是**扣带回**。扣带沟前部以上的脑回是额上回。扣带沟的中、后部上方是**中央旁小叶**,由中央前、后回延伸至半球内侧面构成。胼胝体后方有一弓形伸向枕叶的沟是**距状沟**。距状沟与顶枕沟之间的脑回是**楔叶**。距状沟以下的脑回是**舌回**。

(3) 下面:在大脑半球标本的底面上观察(图 12-4)。额叶下方有一对椭圆形的**嗅球**,向后变细延续为**嗅束**,其后部为**嗅三角**。在颞叶的下面,自枕叶向前伸向颞叶的侧副沟。与侧副沟平行的是枕颞沟。侧副沟前部上方的脑回是**海马旁回**,其前端向后弯曲称**钩**。在海马旁回的上外侧是**海马**。海马旁回与海马之间是**齿状回**。侧副沟与枕颞沟之间的脑回是**枕颞内侧回**,枕颞沟外侧的脑回是**枕颞外侧回**。

(二) 大脑半球的内部结构

大脑半球表面的灰质称大脑皮层,深部的白质称髓质,藏于髓质内的灰质团块称基底核,大脑半球内的腔隙为侧脑室。

1. 大脑皮质及功能定位　在大脑半球的标本上观察。

(1) **第Ⅰ躯体运动区**:位于中央前回和中央旁小叶前部。其特点:①交叉性管理;②身体各部投影呈上、下倒置,但头面部正立;③身体各部的投影大小,与运动的复杂性与精细程度有关。

(2) **第Ⅰ躯体感觉区**:位于中央后回和中央旁小叶后部。其特征:①交叉性管理;②身体各部投射呈上、下倒置,但头面部正立;③身体各部的投影大小,与感觉灵敏程度有关。

(3) **视觉区**:在枕叶内侧面,位于距状沟上、下方皮质的区域内。一侧视觉区接受来自同侧视网膜颞侧半和对侧视网膜鼻侧半的视觉信息。

(4) **听觉区**:位于颞横回。一侧听觉区接受双耳的听觉信息。

(5) **嗅觉区与味觉区**:嗅觉区位于海马旁回钩的附近。味觉区位于中央后回下部。

(6) **语言中枢**

1) **听觉性语言中枢**:位于颞上回后部(或缘上回)。

2) **视觉性语言中枢**:位于角回。

3) **书写中枢**:位于额中回后部。

4) **运动性语言中枢**:位于额下回后部。

2. 基底核　包括尾状核、豆状核、屏状核和杏仁体等(图 12-15)。在脑干的模型、脑的水平切面标本和透明脑干标本上观察。

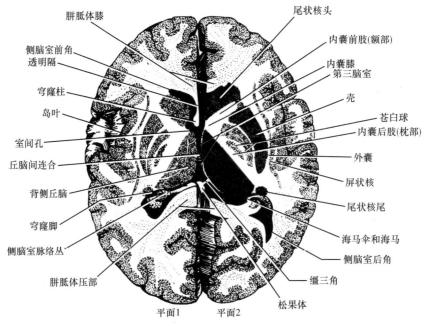

图 12-15　脑的两水平切面

（1）**尾状核**：位于背侧丘脑的背外侧，呈"C"形围绕背侧丘脑，分头、体和尾三部分，其末端与杏仁体相连。

（2）**豆状核**：位于背侧丘脑外侧，分外侧部的壳、内侧部的苍白球。在种系发生上，苍白球发生较早，称旧纹状体。尾状核和豆状核的壳出现较晚，合称新纹状体。

（3）**杏仁体**：连于尾状核末端，其功能与内脏活动、内分泌及情绪活动有关。

（4）**屏状核**：位于豆状核和岛叶之间。

3. 大脑髓质　由皮质各部的联系纤维及皮质与皮质下结构间联系的纤维束组成，可分为以下三类。

（1）**联络纤维**：在大脑的剥离标本上观察，弓状纤维是脑回与脑回之间的纤维。联络纤维是联络同侧大脑半球叶与叶之间的纤维，有上纵束、下纵束和钩束。

（2）**连合纤维**：在大脑半球标本的内侧面上观察，联系左、右大脑半球的纤维有前连合、穹隆连合和胼胝体。胼胝体在大脑的内侧面观，从前向后分为嘴、膝、干和压部四部（图12-14）。

（3）**投射纤维**：在透明脑干、脑的水平切面和脑的冠状切面上观察。

内囊：是位于背侧丘脑、尾状核与豆状核之间的纤维白质板。在左、右大脑半球水平切面上，内囊呈开口向外的"><"形。内囊分为三部：①**内囊前肢**位于尾状核头和豆状核之间，含丘脑前辐射等；②**内囊后肢**位于豆状核和背侧丘脑之间，含皮质脊髓束、丘脑中央辐射、视辐射、听辐射等。③**内囊膝**位于内囊前、后肢相接处，含皮质核束（图12-15，图12-16）。内囊损伤时，患者出现对侧偏身感觉障碍、偏瘫和双眼同向视野偏盲的"三偏"综合征。

4. 侧脑室　位于大脑半球内。侧脑室略呈"C"形，其前角位于额叶内，后角位于枕叶内，下角位于颞叶，中央部位于顶叶内。侧脑室借室间孔与第三脑室相通（图12-17）。

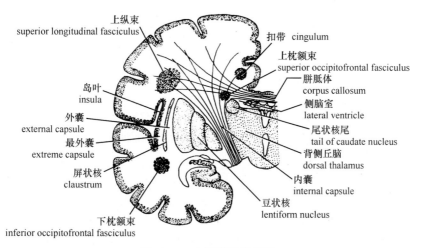

图 12-16　大脑髓质的纤维

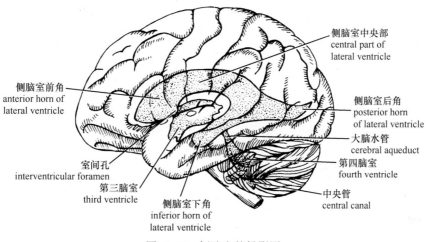

图 12-17　侧脑室的投影图

(三)边缘系统

边缘系统由边缘叶及与其密切联系的皮质下结构(如下丘脑、杏仁体等)共同组成。其功能主要与内脏活动、情绪反应、学习记忆及性活动等有关。

复习思考题

1. 解释名称:内囊、胼胝体、纹状体。
2. 简述端脑的分叶。
3. 简述第一躯体运动中枢、第一躯体感觉中枢的位置和特点。
4. 简述语言中枢的位置和损伤表现。

(王继丰)

第十三章 周围神经系统

周围神经系统分为脑神经、脊神经和内脏神经三部分。脊神经与脊髓相连,主要分布于躯干和四肢;脑神经与脑相连,主要分布于头颈部;内脏神经与脑和脊髓相连,主要分布于内脏、心血管和腺体。

第一节 脊 神 经

【目的要求】

(一) 掌握内容

1. 脊神经的组成、纤维成分、分支及分布概况。

2. 颈丛、臂丛、腰丛和骶丛的组成、位置、主要分支及分布。

3. 胸神经前支在胸腹壁的行径、分布概况及皮支分布的节段性。

4. 颈丛皮支的名称、浅出部位及分布。

(二)了解内容

1. 尺神经、正中神经、桡神经、腋神经、腓总神经、腓浅神经、腓深神经和胫神经损伤后的临床表现。

2. 坐骨神经的常见变异。

【标本教具】

1. 完整尸体显示上、下肢神经的标本。

2. 离体脊神经标本显示颈丛、臂丛、腰丛、骶丛的标本。

3. 示膈神经、肋间神经标本。

4. 脊神经的教学视频。

【实习内容】

一、脊神经的组成和分支

(一) 脊神经的组成

在打开椎管后壁的标本上观察,脊神经由前根和后根在椎间孔处合成。脊神经节位于后根,呈梭形膨大(图 13-1)。脊神经共 31 对:颈神经 8 对;胸神经 12 对;腰神经 5 对;骶神经 5 对和尾神经 1 对。

(二) 脊神经的分支

脊神经出椎间孔后分为前支、后支、脊膜支和交通支。前支粗大,除大部分胸神经前支外,其余脊神经前支分别交织成丛,即颈丛、臂丛、腰丛和骶丛。后支较小,走向后方,分布

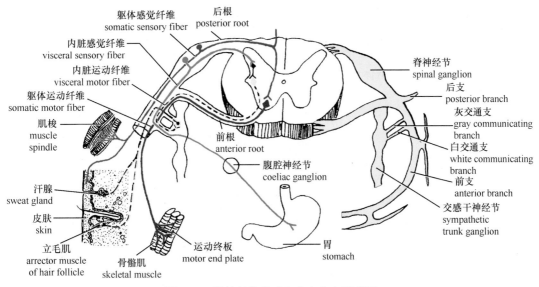

图 13-1 脊神经的组成和分支分布模式图

于枕、项、背、腰和臀部的皮肤及深层肌。脊膜支细小,经椎间孔返回椎管,主要分布于脊髓被膜、椎骨等处。交通支为连于交感干与脊神经之间的细支。

二、颈　丛

在完整尸体标本上观察,颈丛位于胸锁乳突肌上部深面,由第1~4颈神经前支组成。

(一) 皮支

颈丛皮支经胸锁乳突肌后缘中点浅出,包括枕小神经、耳大神经、颈横神经和锁骨上神经,分布于枕部、耳部、颈前区和肩部等皮肤(图13-2)。

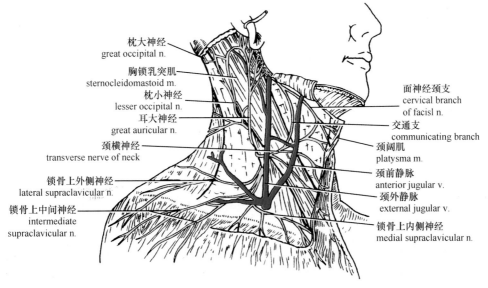

图 13-2 颈丛皮支

（二）膈神经

膈神经为混合性神经,是颈丛中最长的一支,沿前斜角肌表面下行,经锁骨下动脉、静脉之间,通过胸廓上口入胸腔,沿心包两侧、肺根前方下行至膈(图 13-3)。膈神经的躯体运动纤维支配膈肌的运动,躯体感觉纤维分布于胸膜、心包。右膈神经的感觉纤维还分布于肝和胆囊。

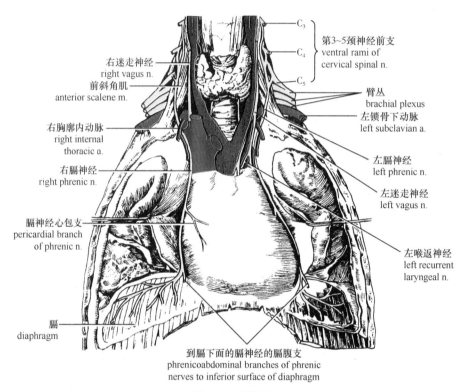

图 13-3　膈神经

三、臂　　丛

（一）臂丛的组成和位置

臂丛由第 5~8 颈神经前支和第 1 胸神经前支大部分组成。在头颈和上肢深层标本上观察,可见臂丛从斜角肌间隙穿出后,经锁骨后方进入腋窝。臂丛的 5 个根合成上、中和下 3 干,每条干分为前、后 2 股,在腋窝内围绕腋动脉形成内侧束、外侧束及后束三束(图 13-4)。

（二）臂丛的分支

1. 锁骨上分支

（1）**胸长神经**:起自 $C_{5~7}$ 的颈神经前支,经臂丛的后方下行,在前锯肌表面下降,支配该肌和分布于乳房外侧部。

（2）**肩胛背神经**:穿中斜角肌,行于肩胛骨内侧,分布于菱形肌和肩胛提肌。

（3）**肩胛上神经**:经肩胛上切迹进入冈上窝,分布于冈上肌、冈下肌等。

2. 锁骨下分支　　在腋窝内,以腋动脉为标志,寻找并辨认臂丛各束及其主要分支(图 13-5)。

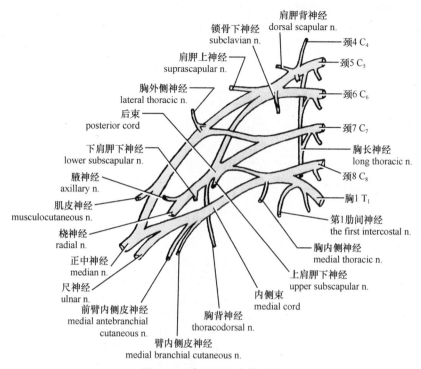

图 13-4 臂丛的组成模式图

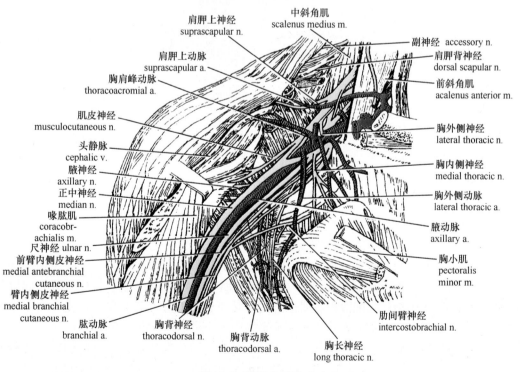

图 13-5 臂丛及其分支

（1）**胸背神经**：起自臂丛后束，伴胸背血管下降，支配背阔肌。

（2）**肌皮神经**：先找到喙肱肌，可见肌皮神经斜穿该肌。向上追踪，其发自外侧束，向下追踪其走行于肱二头肌和肱肌之间，沿途发出分支支配肱二头肌、喙肱肌和肱肌。其终支为前臂外侧皮神经，在肘窝外上方穿出深筋膜，分布于前臂外侧皮肤（图 13-6）。

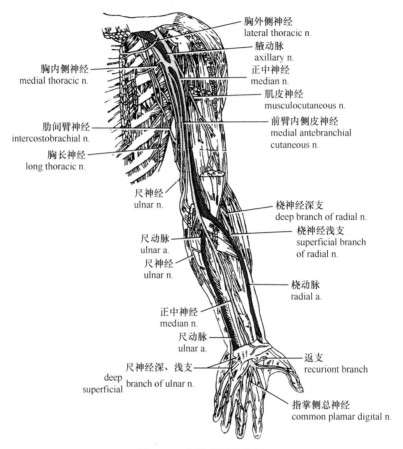

图 13-6　上肢前面的神经

（3）**腋神经**：起自后束，沿腋窝后壁下行，伴旋肱后血管向后穿四边孔，绕肱骨外科颈至三角肌深面，支配三角肌和小圆肌；皮支分布于肩部和臂外侧上部的皮肤（图 13-5，图 13-7）。

（4）**正中神经**：由外侧束和内侧束发出外侧根和内侧根汇合而成。在腋动脉前方寻找该神经，可见其两根与尺神经、肌皮神经之间呈 M 形。向远端追踪，可见该神经伴肱动脉下行至肘窝，并穿旋前圆肌向下经指浅、指深屈肌之间，再经腕管达手掌。正中神经在臂部无分支。在前臂，正中神经支配除肱桡肌、尺侧腕屈肌和指深屈肌尺侧半以外的所有前臂前群肌。在掌部，正中神经支配除拇收肌以外的鱼际肌和第 1、第 2 蚓状肌。皮支分布于手掌桡侧 2/3 区、桡侧 3 个半指掌面及桡侧 3 个半指中节、远节指背皮肤（图 13-6）。

（5）**尺神经**：在腋动脉的内侧寻找尺神经，向上追踪可见其发自臂丛内侧束。尺神经向下沿肱二头肌内侧沟伴肱动脉下行至臂中份，穿内侧肌间隔至臂后区（图 13-6），经肱骨内上髁的尺神经沟，向下穿尺侧腕屈肌至前臂，伴尺动脉内侧下行，于豌豆骨外侧入手掌。在臂部，尺神经无分支。在前臂，尺神经发出肌支支配尺侧腕屈肌和指深屈肌尺侧半。尺神经在腕上方发出手背支分布于手背尺侧半和尺侧两个半指背皮肤（图 13-8）。尺神经主

干在腕横韧带浅面分为深、浅两支,深支支
配小鱼际肌、拇收肌、全部骨间肌及第 3、4
蚓状肌。浅支分布于手掌尺侧 1/3 和尺侧
一个半指掌侧皮肤。

（6）**桡神经**：提起腋动脉和臂丛外侧
束,可见到由后束发出的桡神经。在臂部,
桡神经伴肱深动脉下行,并进入桡神经管。
在臂后区,桡神经紧贴桡神经沟走向外下,
在肱骨外上髁前方分深、浅两支(图 13-6)。
桡神经在臂部发出肌支支配肱三头肌、肱桡
肌和桡侧腕长伸肌。桡神经深支穿旋后肌
至前臂的后面,更名为骨间后神经,在浅、深
两层伸肌之间下行,发出分支支配前臂的后
群肌(图 13-7);桡神经浅支伴桡动脉下行,
至前臂中、下 1/3 处转至前臂背面,分布于
手背桡侧 1/2 和桡侧 2 个半指背面近节的
皮肤(图 13-8)。

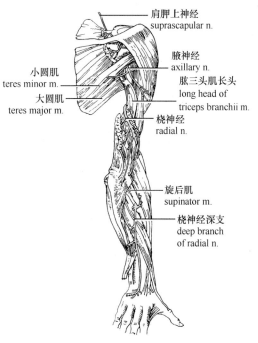

图 13-7　上肢后面的神经

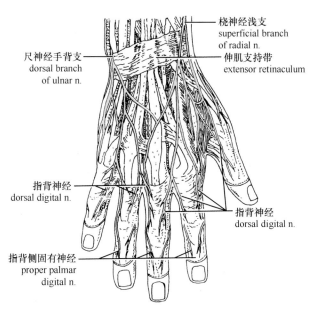

图 13-8　右手背面的神经

四、胸神经前支

可在胸后壁或离体肋间神经标本上观察。胸神经前支共 12 对。第 1~11 对各自位于
相应的肋间隙内,称肋间神经。第 12 对胸神经前支位于 12 肋下方,故名肋下神经。上 6 对
肋间神经分布于相应的肋间肌、胸壁皮肤及壁胸膜,下 5 对肋间神经和肋下神经除分布于相
应的肋间肌、胸壁皮肤及壁胸膜外,还继续向前斜下进入腹壁,走在腹内斜肌与腹横肌之

间,支配腹前外侧壁的肌、皮肤以及壁腹膜。胸神经前支的分布保持着明显的节段性(图13-9)。

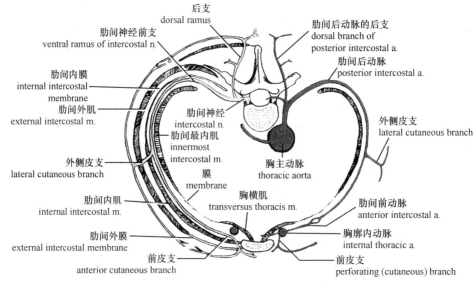

图 13-9 肋间神经的走行与分支

五、腰 丛

(一) 腰丛的组成和位置

腰丛由第 12 胸神经前支的一部分、第 1~3 腰神经前支和第 4 腰神经前支的一部分组成。在暴露腹后壁神经的标本上,翻开腰大肌,于腰椎横突前方可见腰丛及其分支(图 13-10)。

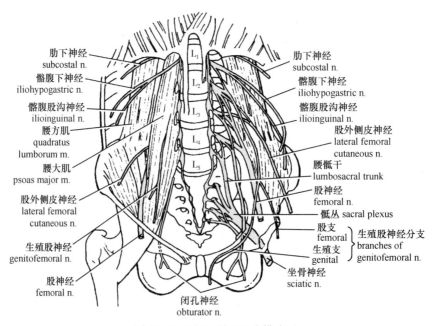

图 13-10 腰丛、骶丛组成模式图

（二）腰丛的分支

1. 股神经　是腰丛的最大分支,自腰大肌的外侧缘穿出,在腰大肌和髂肌之间行向外下,经腹股沟韧带深面进入股三角,分支支配大腿前群肌和大腿前面的皮肤。股神经最长的皮支为隐神经,先随股动脉进入收肌管下行,至膝关节内侧浅出与大隐静脉伴行,向下沿小腿内侧下行,分布于小腿内侧面及足内侧缘皮肤(图 13-11)。

2. 髂腹下神经和髂腹股沟神经　自腰大肌外侧缘走出,行于腹壁肌之间。髂腹下神经于腹股沟管浅环上方浅出;髂腹股沟神经行经腹股沟管,经腹股沟管浅环穿出。两者分布于腹股沟区的肌和皮肤。

3. 闭孔神经　从腰大肌的内侧缘下行,沿骨盆内侧壁伴闭孔血管穿闭膜管进入股内侧(图 13-10)。在下肢标本上先找到短收肌,在短收肌浅面和深面可见到闭孔神经的前、后支。闭孔神经分支分布于大腿内侧群肌和大腿内侧的皮肤(图 13-11)。

腰丛的分支还有**股外侧皮神经**和**生殖股神经**等。股外侧皮神经可在髂前上棘下方和大腿外侧找到,从腰大肌前面穿出的神经为生殖股神经。

六、骶　　丛

（一）骶丛的组成和位置

骶丛由第 4 腰神经前支一部分、第 5 腰神经前支(二者组成腰骶干)和全部骶、尾神经前支组成。在骨盆矢状切面的标本上观察,骶丛位于盆腔内,紧贴梨状肌的前面(图 13-10)。

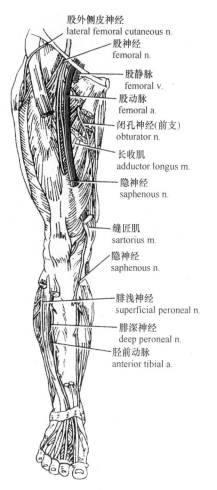

图 13-11　下肢前面的神经

（二）骶丛的分支

在下肢神经标本上观察骶丛的分支(图 13-12)。

1. 坐骨神经　从梨状肌下孔出盆腔,至臀大肌深面,在坐骨结节和股骨大转子之间下行至大腿后面,沿途分支支配股二头肌、半腱肌和半膜肌。坐骨神经在腘窝上角分为胫神经和腓总神经两终支。另外,坐骨神经分支平面的高低、穿梨状肌的关系有多种形式,在标本上注意观察。

（1）**胫神经**:沿腘窝中线伴腘血管下降,在小腿后面的浅、深层肌之间伴行胫后血管下行,经内踝后方至足底,分成足底内侧神经和足底外侧神经。胫神经肌支分布于小腿后群肌和足底肌。胫神经在腘窝发出腓肠内侧皮神经,分布于小腿后面的皮肤(图 13-13)。

（2）**腓总神经**:沿股二头肌内侧行向外下,绕腓骨颈向前穿腓骨长肌起始部,在腓骨颈前方分为腓深神经和腓浅神经。腓深神经伴胫前动脉下降,支配小腿前群肌及足背肌等。腓浅神经行于小腿外侧群肌深面,并支配该群肌。腓浅神经于小腿下部 1/3 处穿出深筋膜,分布于小腿外侧、足背及趾背的皮肤。

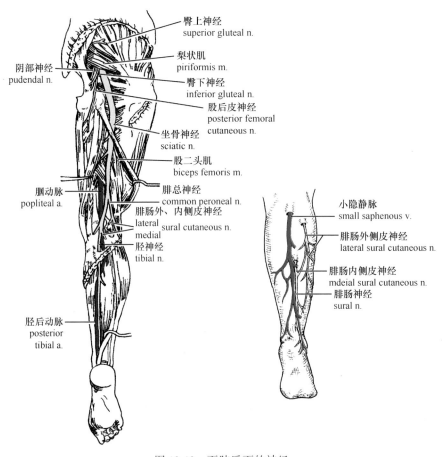

图 13-12　下肢后面的神经

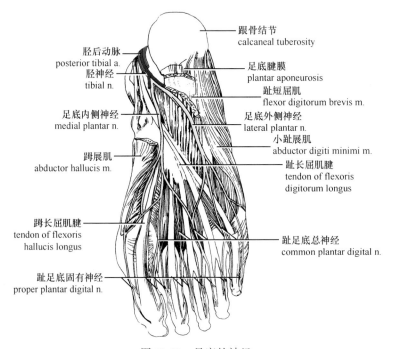

图 13-13　足底的神经

2. 阴部神经　经梨状肌下孔出盆腔,再经坐骨小孔至坐骨肛门窝,沿窝的外侧壁向前,其分支分布于会阴部、外生殖器及肛门的肌和皮肤(图 13-14)。

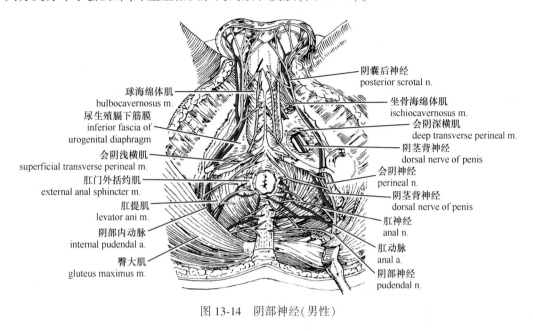

图 13-14　阴部神经(男性)

3. 臀上神经和臀下神经　翻开臀大肌和臀中肌,可见臀上神经伴同名血管经梨状肌上孔出盆腔,支配臀中肌、臀小肌和阔筋膜张肌。臀下神经伴同名血管经梨状肌下孔出盆腔,支配臀大肌。

4. 股后皮神经　经梨状肌下孔出骨盆,经臀大肌深面下行至股后区,分布于股后区及腘窝的皮肤。

复习思考题

1. 肱骨外科颈、肱骨中段、肱骨内上髁、腓骨颈骨折,分别易损伤哪些神经? 出现哪些症状?

2. 试述手部皮肤和肌肉的神经分布。

3. 试述大腿肌和小腿肌的神经支配。

第二节　脑　神　经

【目的要求】

（一）掌握内容

1. 2 对脑神经的名称、连脑部位、出入颅底的位置。

2. 动眼神经、三叉神经、面神经、舌咽神经和迷走神经的起止、走行及分支分布。

（二）了解内容

1. 脑神经与脑神经核的联系。

2. 各脑神经受损后可能出现的症状。

【标本教具】

1. 颅底内面保留脑神经根标本和脑底面显示脑神经根标本。
2. 显示三叉神经、面神经、迷走神经(头、颈、胸部)、舌咽神经、副神经及舌下神经标本。
3. 脑干模型和脑神经核电动模型。
4. 脑神经的教学视频

【实习内容】

在脑底面显示脑神经根的标本和脑干模型上,观察各脑神经连脑的部位。在颅底内面保留脑神经根的标本上,观察各脑神经出入颅底的位置(图 13-15)。

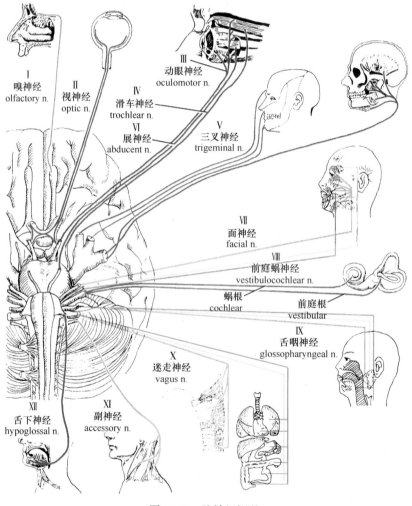

图 13-15　脑神经概况

脑神经的纤维成分与脑神经核的性质一致,有 7 种纤维成分,但各脑神经所含纤维成分则不相同。依据脑神经所含纤维的性质,将脑神经分为感觉性(Ⅰ、Ⅱ、Ⅷ)、运动性(Ⅲ、Ⅳ、Ⅵ、Ⅺ、Ⅻ)和混合性(Ⅴ、Ⅶ、Ⅸ、Ⅹ)脑神经。脑神经所含的内脏运动纤维均属副交感纤维,只存在于Ⅲ、Ⅶ、Ⅸ、Ⅹ四对脑神经中(表 13-1)。

表 13-1　脑神经的名称、性质、连脑部位及出入颅腔的部位列表

顺序	名称	性质	连脑部位	出入颅的部位
I	嗅神经	感觉性	端脑	筛孔
II	视神经	感觉性	间脑	视神经管
III	动眼神经	运动性	中脑	眶上裂
IV	滑车神经	运动性	中脑	眶上裂
V	三叉神经	混合性	脑桥	眼神经:眶上裂 上颌神经:圆孔 下颌神经:卵圆孔
VI	展神经	运动性	脑桥	眶上裂
VII	面神经	混合性	脑桥	内耳门→茎乳孔
VIII	前庭蜗神经	感觉性	脑桥	内耳门
IX	舌咽神经	混合性	延髓	颈静脉孔
X	迷走神经	混合性	延髓	颈静脉孔
XI	副神经	运动性	延髓	颈静脉孔
XII	舌下神经	运动性	延髓	舌下神经管

在标本上观察各对脑神经。

一、嗅神经

在颅底内面保留脑神经根的标本上观察,可见鼻中隔的上部和上鼻甲突起部的黏膜内有 15~20 条嗅丝,向上穿筛孔入颅前窝连于嗅球。在脑标本的底面观察嗅球和嗅束。

二、视神经

在去眶上壁的标本上观察,视神经穿眼球壁(图 13-16),经视神经管入颅腔连于视交叉,向后延续为视束,终于间脑的外侧膝状体。

三、动眼神经

在脑干的模型和附有脑神经根的脑干标本上观察,动眼神经自中脑腹侧的脚间窝穿出。取眶上壁和外侧壁的标本观察,动眼神经穿海绵窦外侧壁,经眶上裂入眶。动眼神经分支分布于眼球外肌的上、下、内直肌、下斜肌和上睑提肌。还有小支至睫状神经节,动眼神经的副交感纤维在睫状神经节换元,节后纤维分布到瞳孔括约肌和睫状肌(图 13-16)。

四、滑车神经

在脑干的模型和附有脑神经根的脑干标本上观察,滑车神经由中脑背侧下丘下方出脑,绕大脑脚至腹侧,向前穿海绵窦外侧壁,经眶上裂入眶内,支配上斜肌。

五、三叉神经

在三叉神经标本和脑干模型上观察,三叉神经连于脑桥,往前至颞骨岩部。在三叉神经压迹可见三叉神经节,从节上自上而下发出眼神经、上颌神经和下颌神经三大分支。

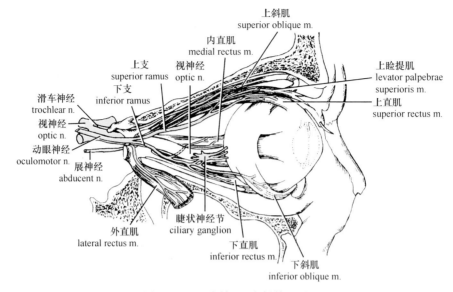

图 13-16　眶内神经(右侧外面观)

(一) 眼神经

眼神经穿海绵窦外侧壁,经眶上裂入眶。在除去眼眶顶部的标本上,观察其主要分支(图 13-17)。

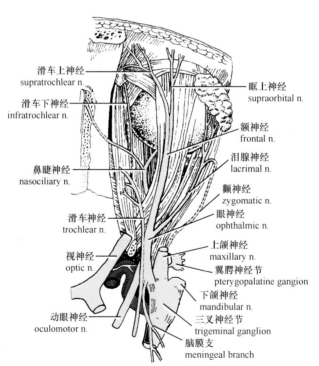

图 13-17　眶内神经(右侧上面观)

1. **额神经**　在上睑提肌上方前行,分 2 ~ 3 支。其中眶上神经较大,穿眶上切迹,分布于上睑和额顶部皮肤。

2. **泪腺神经**　位于外侧,沿外直肌上缘前行达泪腺,分布于泪腺、结膜和上睑皮肤。

3. **鼻睫神经**　在上直肌与视神经之间,斜跨视神经上方至眼眶内侧,分布于鼻腔黏膜、筛窦、泪囊、鼻背、鼻前庭的皮肤以及眼球、眼睑等。

（二）上颌神经

在头部正中矢状切面深层标本上观察,上颌神经穿圆孔进入翼腭窝,再经眶下裂入眶。上颌神经的主要分支有:

1. **眶下神经**　是上颌神经的主干,穿眶下裂入眶,经眶下沟和眶下管,出眶下孔达面部,分布于眼裂、口裂之间的皮肤和黏膜(图 13-18)。

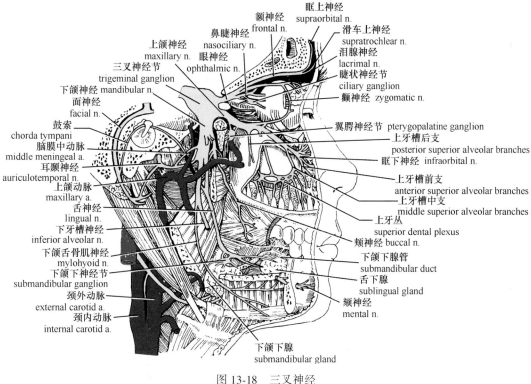

图 13-18　三叉神经

2. **上牙槽神经**　分为前、中、后支,分布于于上颌窦、上颌牙齿和牙龈黏膜等处。

（三）下颌神经

下颌神经经卵圆孔出颅。在头部正中矢状切面深层标本上观察,下颌神经发出细小的分支支配咀嚼肌。辨认下颌神经的以下分支(图 13-19)。

1. **耳颞神经**　由下颌神经发出两个根夹持脑膜中动脉后合成,经下颌关节后方进入腮腺,由腮腺上缘穿出至颧弓根部后方,与颞浅动脉伴行向上分布至颞部皮肤。

2. **下牙槽神经**　经下颌孔入下颌管,最后经颏孔穿出,改名为颏神经。下牙槽神经分布于下颌牙、牙龈、颏部及下唇的皮肤和黏膜。

3. **颊神经**　由下颌神经发出后至颊肌表面,并穿此肌,分布于颊区皮肤和颊黏膜。

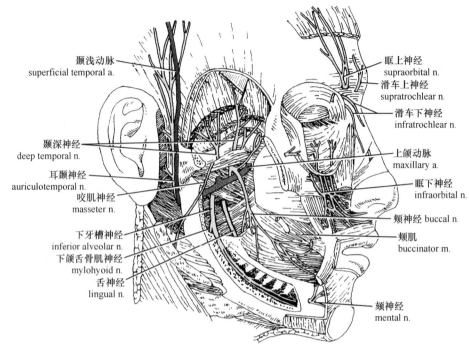

图 13-19　下颌神经的分支

4. 舌神经　由下颌神经发出后在下颌支内侧下降,并与下牙槽神经平行,达下颌下腺上方前行至舌,分布于舌前 2/3 的黏膜。

六、展　神　经

可在带神经根的脑干标本和去眶上壁的标本上观察,展神经由延髓脑桥沟出脑,经眶上裂入眶内,支配外直肌(图 13-16)。

七、面　神　经

面神经的行程复杂在标本上不易观察,结合教材学习。面神经由延髓脑桥沟出脑,入内耳门,经内耳道、面神经管,出茎突孔,穿过腮腺,呈放射状分布于面部表情肌等。面神经的分支有:

1. 鼓索神经　在茎乳孔上方自面神经发出,行向前上方,经鼓膜上部内侧,穿岩鼓裂到颞下窝,再向前加入舌神经(图 13-20),分布于舌前 2/3 的味蕾。

2. 终末支　在头面部浅层标本上观察面神经最后分为 5 组分支,自上而下依次为(图 13-21):

(1) **颞支**:在腮腺上缘穿出,行向前上,支配额肌和眼轮匝肌。

(2) **颧支**:在腮腺上缘与前缘交汇处穿出,前行横过颧骨,支配眼轮匝肌。

(3) **颊支**:由腮腺前缘中部穿出,前行横过咬肌,支配颊肌、口轮匝肌和其他口周围肌。

(4) **下颌缘支**:由腮腺前缘下部穿出,沿下颌体下缘走行,支配下唇诸肌。

(5) **颈支**:由腮腺下端穿出,支配颈阔肌。

翼腭神经节:位于翼腭窝上部,上颌神经的下方,属于副交感神经节,节后纤维控制泪

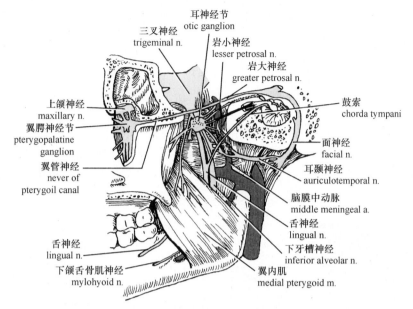

图 13-20 翼腭神经节与耳神经节

腺、腭及鼻黏膜的腺体的分泌。

下颌下神经节：在下颌下腺上方、舌神经下方可观察到（图 13-18），属于副交感神经节，节后纤维控制下颌下腺和舌下腺的分泌。

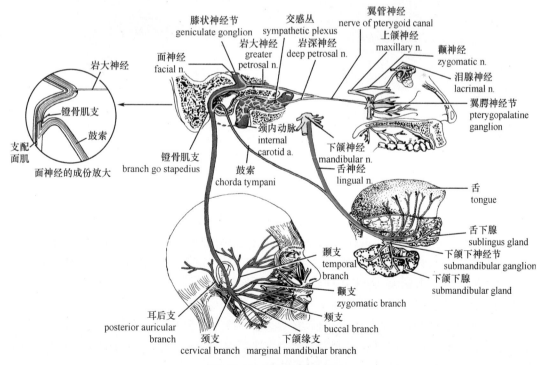

图 13-21 面神经的分布

八、前庭蜗神经(位听神经)

包括传导听觉的纤维和传导平衡觉的纤维。在耳模型和内耳透明标本上观察,可见此神经与面神经同行入内耳门,分布到内耳(前庭和耳蜗)。

九、舌咽神经

在颈部深层标本上观察,舌咽神经由延髓侧面发出后,经颈静脉孔出颅。舌咽神经在颈内动、静脉之间下降,然后呈弓状弯向前方,经舌骨舌肌内侧达舌根。舌咽神经细小,在标本上能观察到的分支有:舌支分布至舌后1/3黏膜及味蕾。咽支分布于咽壁。窦支(窦神经)沿颈内动脉下行,分布于颈动脉窦及颈动脉小球(图13-22)。

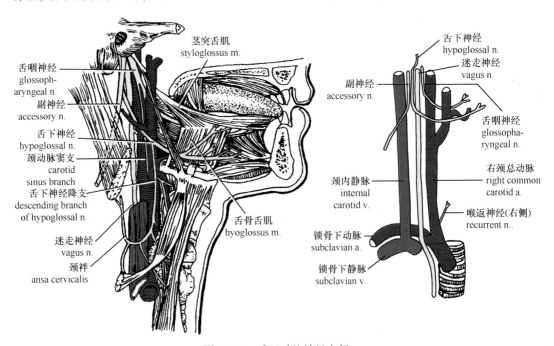

图 13-22　后四对脑神经走行

十、迷 走 神 经

1. 观察迷走神经的行程　在头、颈、胸部的标本上观察。迷走神经在延髓侧面离开脑干,经颈静脉孔出颅,在颈部走在颈总动脉与颈内静脉之间的后方,经胸廓上口入胸腔,通过肺根的后面沿食管下降,经膈的食管裂孔入腹腔(图13-23)。在迷走神经刚出颈静脉孔处有一不明显的长形膨大,为迷走神经的下神经节。因左、右迷走神经在胸腹腔的走向有所不同,故应分别观察其胸、腹腔段。

(1)**左迷走神经**:越过主动脉弓前方,经左肺根后方,紧贴食管左侧向下,再转至食管下段前面,参与组成食管前丛,向下集中延续为迷走神经前干,伴食管一起穿膈肌食管裂孔进入腹腔,分为胃前支和肝支,分布于胃前壁和肝。

(2)**右迷走神经**:在胸部先沿气管右侧下行,经右肺根后方,在食管后面分支参与组成食管后丛,向下延续为迷走神经后干,穿膈肌食管裂孔进入腹腔,分为胃后支和腹腔支,分

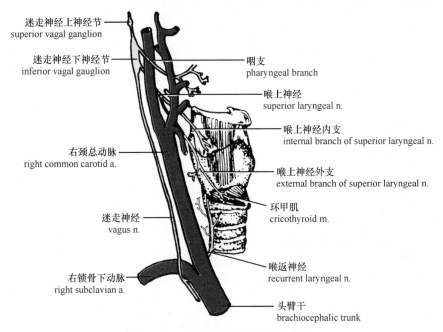

图 13-23 右迷走神经在喉部的分支

布于胃后壁和参与组成腹腔丛,伴腹腔干、肠系膜上动脉和肾动脉及其分支分布于肝、胰、脾、肾等实质性器官及结肠左曲以上的消化管。

2. 迷走神经的重要分支

(1) **喉上神经**:起自迷走神经下节,沿咽侧壁与颈内动脉之间向前下行至舌骨大角处,分为内、外两支。外支细小,与甲状腺上动脉伴行,支配环甲肌;内支较大,穿甲状舌骨膜入喉,分布于声门裂以上的喉黏膜。

(2) **喉返神经**:两侧喉返神经返回颈部的路径有所不同:左侧绕主动脉弓;右侧绕右锁骨下动脉,然后均沿气管与食管间沟上行,在环甲关节后方入喉,改名为喉下神经,支配环甲肌以外的喉肌和声门裂以下的喉黏膜。喉返神经与甲状腺和甲状腺下动脉关系复杂,应仔细观察。

十一、副　神　经

向上翻开胸锁乳突肌,其深面相连该肌的神经即副神经,此神经再经该肌后缘上、中1/3交界处穿出,继续向后外下进入斜方肌深面,分支支配此两肌。

十二、舌 下 神 经

在颈部深层标本上观察。先找到颈外动脉下部,于该动脉浅面跨过,连于舌的神经即舌下神经,支配舌肌。

复习思考题

1. 简述舌的神经支配。

2. 面部皮肤感觉、表情肌和咀嚼肌的运动各受何神经支配?

3. 眼的视觉、角膜感觉、泪腺分泌各受何神经支配?

第三节　内脏神经

【目的要求】

(一) 掌握内容

1. 内脏神经的分布对象。
2. 交感和副交感神经低级中枢的位置,交感干的位置和组成。
3. 灰、白交通支的概念。

(二) 了解内容

1. 内脏运动神经与躯体运动神经的区别。
2. 节前纤维和节后纤维的概念,灰、白交通支的走向。
3. 腹腔神经节、肠系膜上神经节、肠系膜下神经节、睫状神经节、下颌下神经节、翼腭神经节和耳神经节的位置。
4. 交感神经与副交感神经的主要区别。各内脏神经丛的位置和分布。
5. 内脏感觉的特点及牵涉性痛的表现特点。

【标本教具】

1. 显示交感神经干及灰、白交通支以及内脏大、小神经标本。
2. 腹后壁显示腹腔神经节和腹腔丛的标本。
3. 内脏神经模型和脊神经标本和模型。
4. 第3、第7、第9、第10对脑神经标本。
5. 交感神经纤维联系模型。

【实习内容】

内脏神经可分为内脏运动神经和内脏感觉神经两种(图13-24),分布于内脏、心血管和腺体。

一、内脏运动神经

内脏运动神经分为交感神经和副交感神经两部分。交感神经和副交感神经各有中枢部和周围部。

(一) 交感神经

交感神经的低级中枢位于胸1~腰3脊髓灰质的侧角(中间外侧核)内。交感神经的周围部包括交感神经节及其分支、交感干和交感神经丛等。

1. 交感神经节　按其位置分为椎前节和椎旁节。

(1) **椎前节**:位于脊柱前方,呈不规则的团块状,包括腹腔神经节、主动脉肾神经节,肠系膜上、下神经节,在同名动脉根部去寻找和观察。

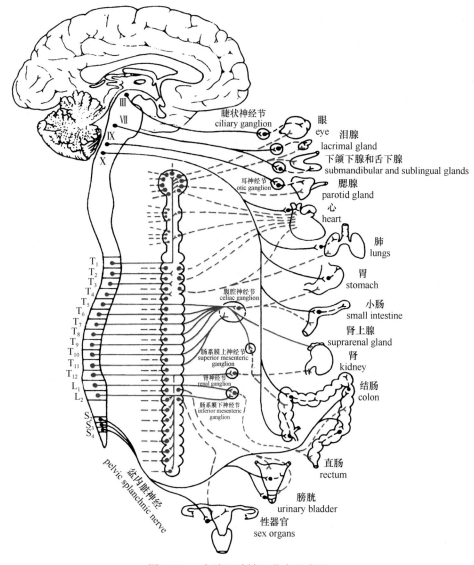

图 13-24　内脏运动神经分布示意图

（2）**椎旁节（交感干神经节）**：在胸、腹后壁标本上观察，可见椎旁节成对，位于脊柱的两侧，呈串珠状，椎旁节借节间支连成交感干。交感干上起颅底，下至尾骨的前面。左、右两干合并，终于一个奇神经节。每条交感干各有 19~24 个椎旁节。颈部有 3 对神经节、胸部有 10~12 对神经节、腰部有 4~5 对腰神经节、骶部有 2~3 对骶神经节和尾部有 1 个奇神经节（图 13-25）。

2. 交感干　由椎旁节借节间支连成交感干。交感干位于脊柱两旁，上起颅底，下至尾骨的前面。左、右两交感干在尾骨前方合并，终于奇神经节。交感干根据部位分为颈交感干、胸交感干、腰交感干和骶交感干（图 13-25）。在显示交感干的标本上观察。

3. 交通支　是交感神经节与脊神经之间的纤维联系，分为白交通支和灰交通支。白交通支只有位于胸部和上腰部的交感干神经节与相应的脊神经之间具有。灰交通支在所有交感干神经节与相应的脊神经之间均具有。

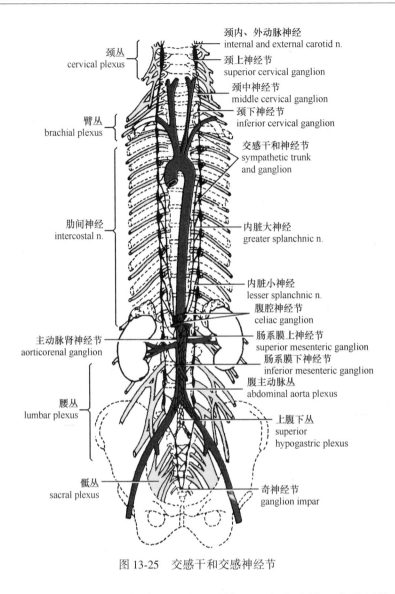

图 13-25　交感干和交感神经节

4. 节前纤维和节后纤维　用交感干纤维联系模型观察交感神经节前纤维的去向和节后纤维的去向与分布。

（1）节前纤维：交感神经的节前纤维经白交通支入相应的交感干神经节后，有三种去向（图 13-26）：①终止于相应的交感干神经节；②在交感干内上升或下行，再终止于上位或下位的交感干神经节。③穿出交感干神经节，终止于椎前节。

（2）节后纤维：交感神经节后纤维有三种去向：①经灰交通支返回至 31 对脊神经，随脊神经的前、后支分布至全身的血管、汗腺和竖毛肌等。②单独形成脏支，直接到达所支配的器官。③攀附于动脉上，形成神经丛，随动脉分布到所支配的器官。

（二）副交感神经

副交感神经低级中枢部位于脑干和骶 2~4 脊髓节段内，包括四对一般内脏运动性核团和骶副交感核。

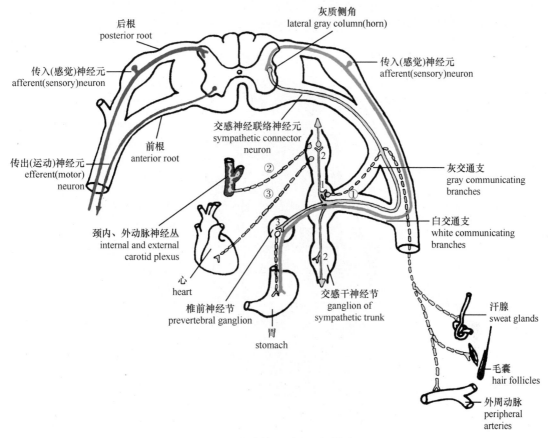

图 13-26　交感神经纤维走行模式图

周围部包括副交感神经节和与此联系的节前、节后纤维。颅部的副交感神经节较大，包括睫状神经节、下颌下神经节、翼腭神经节和耳神经节等。其他部位的副交感神经节很小，位于器官附近或壁内，故称器官旁节或壁内节，肉眼难以观察。

副交感神经分为颅部和骶部。

1. 颅部副交感神经　其节前纤维参与在第Ⅲ、Ⅶ、Ⅸ和Ⅹ对脑神经的组成（同学可观察和复习上 4 对脑神经标本）。副交感神经的节后纤维行程短，分布于效应器官。

2. 骶部副交感神经　其节前纤维起自骶 2~4 脊髓节段的骶副交感核，随骶神经出骶前孔，又从骶神经分出组成盆内脏神经，加入盆丛，节后纤维支配结肠左曲以下的消化管和盆腔脏器及外阴。

（三）内脏神经丛

内脏神经在分布于脏器的过程中，常相互交织成内脏神经丛，再由这些神经丛发出分支分布于胸、腹及盆腔脏器。观察心丛和腹腔丛。

1. 心丛　可分为心浅丛及心深丛。心浅丛位于主动脉弓的下方；心深丛位于气管叉前面，心丛的分支随冠状动脉分布于心肌。

2. 腹腔丛　在腹后壁标本上观察。腹腔丛位于腹主动脉上段的前方，为最大的内脏神经丛，围绕在腹腔干和肠系膜上动脉根部周围，纤维相互连结成致密网，丛内有一对形状不规则的腹腔神经节,接受内脏大、小神经的纤维(图 13-27)。腹腔丛及丛内神经节发出的分支伴腹腔干和肠系膜上动脉的分支分布于各脏器。

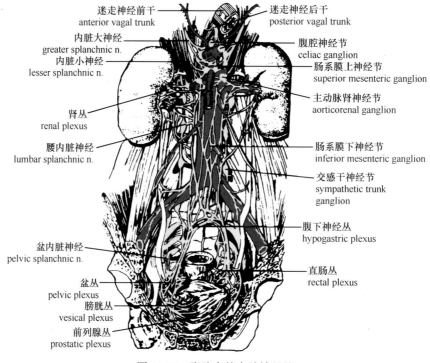

图 13-27　腹腔内的内脏神经丛

二、内脏感觉神经

内脏感觉神经元的胞体位于脊神经节或脑神经节内,其中枢突随脊神经后根或脑神经进入脊髓和脑干,分别止于脊髓后角和脑干孤束核;周围突随交感神经和副交感神经(主要是迷走神经和盆内脏神经)分布于各器官。

复习参考题

1. 交感神经的低级中枢位于何处? 交感神经节有哪些?
2. 副交感神经的低级中枢位于何处? 副交感神经节有哪些?

(罗友华)

第十四章　神经系统传导通路

【目的要求】

（一）掌握内容
1. 全身浅感觉的传导通路，躯干、四肢意识性的本体觉传导通路。
2. 皮质脊髓束和皮质核束的起止、走行及交叉部位。
3. 视觉传导通路、瞳孔对光反射通路。
4. 上、下运动神经元的概念及损伤后的临床表现。

（二）了解内容
1. 非意识性本体觉传导通路。
2. 听觉传导通路。
3. 锥体外系的组成及功能。

【标本教具】

1. 脊髓和脑干的横断面标本及模型。
2. 端脑水平切面标本。
3. 运动和感觉传导通路模型。

【实习内容】

此次实习，主要利用神经传导通路模型，结合脊髓、脑干和端脑的切面标本观察传导通路的行程，然后进行病例分析。在观察传导通路之前，教师根据本院校实验室传导通路模型情况，分别介绍各个传导通路各切面，并在各切面上复习有关重要的灰、白质结构、位置，同时介绍各种颜色的塑料丝(或线)和塑料珠分别代表什么传导束和神经元。

第一节　感觉传导通路

一、躯干、四肢意识性的本体觉传导通路

该通路由 3 级神经元组成。第 1 级神经元的胞体位于**脊神经节**内(假单极神经元)。其周围突随脊神经分布至躯干和四肢的肌、腱和关节的本体感受器和皮肤的精细触觉感受器。中枢突经后根进入脊髓同侧后索内上行。其中来自脊髓第 4 胸段以下的纤维形成薄束，来自第 4 胸段以上的纤维形成楔束。两束上行至延髓，分别止于薄束核和楔束核。第 2 级神经元位于**薄束核**和**楔束核**内。由薄束核和楔束核发出的纤维向前绕过中央管的腹侧，经内侧丘系交叉至对侧。交叉后的纤维在中央管两侧上行，称内侧丘系，经脑桥和中脑，止于背侧丘脑的腹后外侧核。第 3 级神经元的胞体位于**腹后外侧核**内，发出的纤维组成丘脑中央辐射，经内囊后肢投射到中央后回的上 2/3 和中央旁小叶的后部

（图 14-1）。

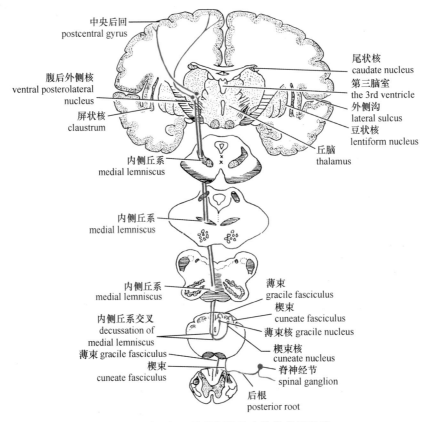

中央后回
postcentral gyrus

尾状核
caudate nucleus

第三脑室
the 3rd ventricle

外侧沟
lateral sulcus

豆状核
lentiform nucleus

腹后外侧核
ventral posterolateral nucleus

屏状核
claustrum

丘脑
thalamus

内侧丘系
medial lemniscus

内侧丘系
medial lemniscus

内侧丘系
medial lemniscus

薄束
gracile fasciculus

楔束
cuneate fasciculus

内侧丘系交叉
decussation of medial lemniscus

薄束核 gracile nucleus

楔束核
cuneate nucleus

脊神经节
spinal ganglion

薄束 gracile fasciculus

楔束
cuneate fasciculus

后根
posterior root

图 14-1 躯干、四肢意识性的本体觉传导通路

二、躯干、四肢的浅感觉传导通路

该通路亦由 3 级神经元组成。第 1 级神经元的胞体位于**脊神经节**内，其周围突随脊神经分布至躯干和四肢皮肤内的感受器，中枢突经后根进入脊髓灰质后角。第 2 级神经元位于**脊髓灰质后角**内。由脊髓后角发出的纤维上升 1~2 个节段，经中央管前方的白质前连合交叉到对侧。其中一部分纤维进入外侧索上行，组成脊髓丘脑侧束（传导痛、温觉），另一部分纤维进入前索上行，组成脊髓丘脑前束（传导粗触觉）。两束向上经延髓、脑桥和中脑止于背侧丘脑腹后外侧核。第 3 级神经元位于**腹后外侧核**。由背侧丘脑腹后外侧核发出的纤维组成丘脑中央辐射，经内囊后肢投射到中央后回的上 2/3 和中央旁小叶的后部（图 14-2）。

三、头面部的浅感觉传导通路

由 3 级神经元组成。第 1 级神经元的胞体位于**三叉神经节**内，其周围突经三叉神经分布于头面部皮肤和黏膜的感受器，中枢突经三叉神经感觉根入脑桥，分成短的升支和长的降支。升支传导触觉，止于三叉神经脑桥核，降支传导痛、温觉，止于三叉神经脊束核。第 2 级神经元位于**三叉神经脑桥核**和**三叉神经脊束核**内。由三叉神经脑桥核和脊束核发出纤

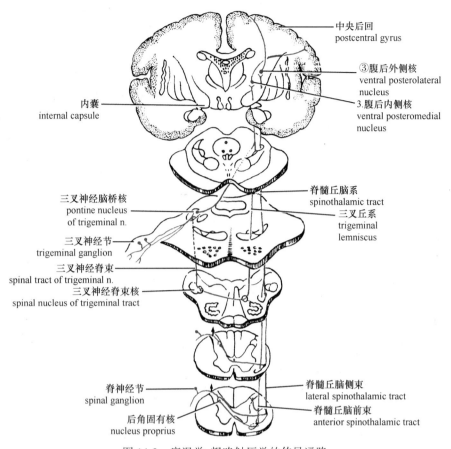

图 14-2 痛温觉、粗略触压觉的传导通路

维交叉至对侧组成三叉丘系,向上行,止于背侧丘脑腹后内侧核。第3级神经元位于**腹后内侧核**。由背侧丘脑腹后内侧核发出的纤维参与组成丘脑中央辐射,经内囊后肢,投射到中央后回下部。

四、视觉传导通路

用视觉传导通路模型,结合视觉传导通路挂图观察。视觉传导通路的感受器为视网膜内视锥和视杆细胞。第1级神经元和第2级神经元分别是视网膜中的**双极细胞**和**节细胞**。节细胞的轴突在视神经盘处集合向后行,出眼球组成视神经,其中来自视网膜鼻侧半的纤维在视交叉内交叉到对侧;而来自视网膜颞侧半的纤维在视交叉处不交叉而走向同侧,与对侧视交叉过来的纤维共同组成视束。视束纤维绕过大脑脚,终于外侧膝状体。第3级神经元位于**外侧膝状体**内。外侧膝状体发出的纤维组成视辐射,经内囊后肢,投射到枕叶距状沟上、下的皮质,即视觉中枢(图14-3)。

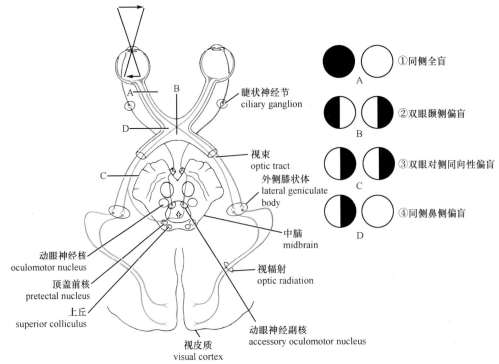

①同侧全盲

②双眼颞侧偏盲

③双眼对侧同向性偏盲

④同侧鼻侧偏盲

睫状神经节
ciliary ganglion

视束
optic tract

外侧膝状体
lateral geniculate body

中脑
midbrain

视辐射
optic radiation

动眼神经核
oculomotor nucleus

顶盖前核
pretectal nucleus

上丘
superior colliculus

动眼神经副核
accessory oculomotor nucleus

视皮质
visual cortex

图 14-3 视觉传导通路及瞳孔对光反射通路

第二节 运动传导通路

一、锥 体 系

(一)皮质核束

在传导通路模型上大脑冠状面的部位观察,可见中央前回下部的锥体细胞的轴突集合组成皮质核束。皮质核束的纤维,在大脑水平切面上经内囊膝部,下行至脑干。其中一部分纤维终止于两侧的躯体运动核(动眼神经核、滑车神经核、展神经核、三叉神经运动核、面神经核的上部、疑核和副神经核)。另一部分纤维下行至脑桥下部,止于对侧的面神经核下部和舌下神经核。面神经核上部接受双侧皮质核束纤维,其轴突组成面神经的运动纤维,支配眼裂以上的面部表情肌;面神经核下部只接受对侧的皮质核束纤维,其轴突也组成面神经运动纤维,支配眼裂以下的面部表情肌。舌下神经核只接受对侧的皮质核束,其轴突组成舌下神经,支配舌肌(图 14-4)。

(二)皮质脊髓束

在传导通路模型上大脑冠状面的部位观察,可见中央前回上、中部和中央旁小叶前部皮质的锥体细胞的轴突集合组成皮质脊髓束。皮质脊髓束的纤维在大脑水平切面上经内囊后肢的前部,下行经中脑、脑桥至延髓,构成锥体。在锥体下面,大部分纤维左、右交叉后下降至脊髓外侧索中形成皮质脊髓侧束。皮质脊髓侧束在下降中陆续直接或间接止于各节的前角运动细胞。在锥体下端没有交叉的纤维下行入脊髓前索,形成皮质脊髓前束,逐节止于双侧上胸节的脊髓前角运动细胞。前角运动细胞的轴突参与组成脊神经前根的躯体运动纤维,支配躯干和四肢骨骼肌(图 14-5)。

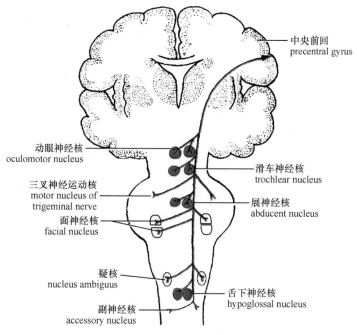

图 14-4　皮质核束

动眼神经核 oculomotor nucleus

三叉神经运动核 motor nucleus of trigeminal nerve

面神经核 facial nucleus

疑核 nucleus ambiguus

副神经核 accessory nucleus

滑车神经核 trochlear nucleus

展神经核 abducent nucleus

舌下神经核 hypoglossal nucleus

中央前回 precentral gyrus

二、锥 体 外 系

结合挂图和模型,认识锥体外系的组成。

复习思考题

1. 归纳感觉传导通路的共同特点。

2. 针刺虎口区时,其皮肤的痛觉如何传至大脑皮质?

3. 患垂体肿瘤时,随病情发展,可逐渐出现哪些视野缺损?为什么?

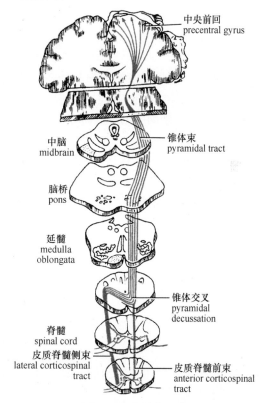

中央前回 precentral gyrus

中脑 midbrain

脑桥 pons

延髓 medulla oblongata

脊髓 spinal cord

皮质脊髓侧束 lateral corticospinal tract

锥体束 pyramidal tract

锥体交叉 pyramidal decussation

皮质脊髓前束 anterior corticospinal tract

图 14-5　皮质脊髓束

（罗友华）

第十五章 脑和脊髓的被膜、血管和脑脊液循环

【目的要求】

（一）掌握内容

1. 脑和脊髓被膜的层次。
2. 硬膜外隙、蛛网膜下隙的位置；终池的位置。
3. 大脑镰、小脑幕、小脑幕切迹的位置；主要硬脑膜窦的位置。
4. 大脑动脉环的位置及组成。
5. 大脑前动脉、大脑中动脉的走行、分布。
6. 椎动脉、基底动脉、大脑后动脉的位置、走行和分布。

（二）了解内容

1. 蛛网膜粒的位置和作用。
2. 大脑动脉中央支的分布。
3. 小脑延髓池的位置。

【标本教具】

1. 打开椎管后壁显示脊髓被膜的标本。
2. 带被膜的离体脊髓标本。
3. 取出脑，显示硬脑膜的颅腔标本。
4. 游离的硬脑膜标本。
5. 完整的脑、脑正中矢状切面、脑水平切面、脑冠状切面标本。
6. 脑室的铸型标本。
7. 脑血管标本和模型。

【实习内容】

第一节 脑和脊髓的被膜

脑和脊髓的表面均包有三层被膜，由外向内依次为硬膜、蛛网膜和软膜。

一、脊髓的被膜

脊髓的被膜由外向内依次为硬脊膜、蛛网膜和软脊膜。

（一）硬脊膜

观察带被膜的离体脊髓标本，可见最外层呈管状包裹脊髓的坚韧膜即硬脊膜。在打开椎管后壁的标本，可见硬脊膜上端附着于枕骨大孔边缘，下端从第 2 骶椎平面向下逐渐变细，包裹终丝，末端附于尾骨（图 15-1，图 15-2）。硬脊膜与椎管内面骨膜之间的腔隙即为**硬膜外隙**，其内可见脊神经根、静脉丛、淋巴管和脂肪组织。

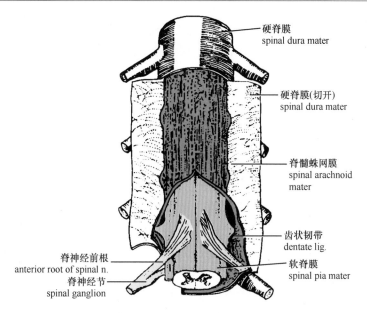

图 15-1　脊髓的被膜

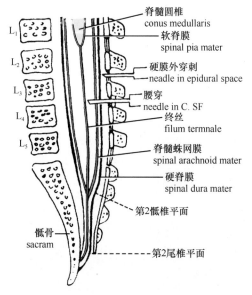

图 15-2　椎管正中矢状切面

（二）蛛网膜

上述标本,翻开硬脊膜,可见其深面有一层半透明的薄膜,即为蛛网膜,与硬脊膜贴附较紧(图 15-1)。向上观察,即见脊髓的蛛网膜与脑蛛网膜相延续;向下观察,可见蛛网膜包绕脊髓圆锥和马尾达第 2 骶椎平面(图 15-2)。

（三）软脊膜

观察上述标本,在蛛网膜深面,紧贴脊髓表面,与脊髓不易分离,并伸入脊髓沟、裂的膜即软脊膜(图 15-1)。脊髓圆锥下方的细丝即是由软脊膜移行而成的终丝(图 15-2)。

蛛网膜与软脊膜之间的腔隙即蛛网膜下隙,间隙内充满脑脊液。蛛网膜下隙向上与脑的蛛网膜下隙相通,在脊髓下端至第 2 骶椎水平之间可见间隙扩大形成的终池,其内的细丝即是马尾(图 15-1,图 15-2)。

二、脑 的 被 膜

脑的被膜由外向内依次为硬脑膜、蛛网膜和软脑膜。

（一）硬脑膜

观察取出脑,显示硬脑膜的颅腔标本,见附于颅骨内面的致密坚韧膜即硬脑膜,可分出两层,外层是颅骨内面的骨膜,外层较内层厚,二层相贴。硬脑膜在颅盖,尤其是枕部和颞部,与骨附着较疏松;在颅底,与骨结合紧密。

1. 硬脑膜形成的特殊结构 继续观察上述标本,结合观察游离的硬脑膜标本,见到在一些部位,硬脑膜内层折叠伸向各脑部之间形成板状皱襞,以分隔各脑。重要的有:

（1）**大脑镰**:从颅顶正中线向下伸入左、右大脑半球之间的镰刀状结构,其前端较窄,附于鸡冠;后份较宽,附着于小脑幕上面(图 15-3)。

（2）**小脑幕**:在横窦沟处,可见水平伸入大脑与小脑之间的半月形结构,即为小脑幕。小脑幕的前缘凹陷成弧形,称**小脑幕切迹**(图 15-3)。

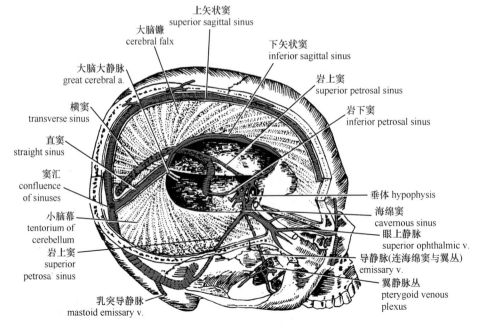

图 15-3 硬脑膜及硬脑膜窦

2. 硬脑膜窦　硬脑膜在一些部位两层分开,内衬内皮细胞形成硬脑膜窦,收集脑的静脉血。在硬脑膜标本可以观察到主要的硬脑膜窦如下(图 15-3)。

（1）**上矢状窦**:位于大脑镰上缘,在相当于枕内隆凸处汇入窦汇。在切开处可见窦腔横切面呈三角形,腔内见到的小颗粒样结构,即为蛛网膜粒(图 15-3,图 15-4)。

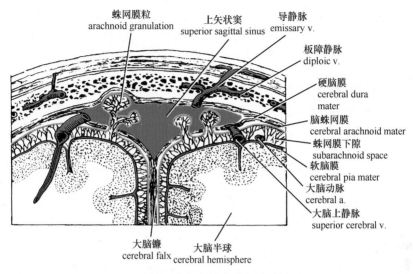

图 15-4　蛛网膜粒和硬脑膜窦(冠状切面)

（2）**下矢状窦**:位于大脑镰的下缘,向后注入直窦。

（3）**直窦**:位于大脑镰与小脑幕相接处,向后注入窦汇。

（4）**窦汇**:在枕内隆凸处,上矢状窦、直窦汇合而成,窦汇与两侧横窦相通。

（5）**横窦**:位于小脑幕后缘处,行于横窦沟内。

（6）**乙状窦**:横窦延续而成,行于乙状窦沟内,在颈静脉孔处续颈内静脉。

（7）**海绵窦**:位于蝶骨体两侧,硬脑膜两层间不规则的腔,形似海绵(图 15-3,图 15-5)。

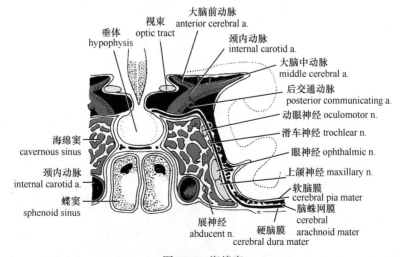

图 15-5　海绵窦

（二）脑蛛网膜

观察完整的脑标本,可见表面有一层半透明的薄膜,此即脑蛛网膜。蛛网膜跨过除大脑纵裂和横裂外的脑的沟裂,而不伸入其内。

脑蛛网膜与深面的软脑膜之间的腔隙为蛛网膜下隙,其内充满脑脊液。蛛网膜下隙在脑的一些沟裂处扩大,形成蛛网膜下池,标本上观察到的有:**小脑延髓池**:位于小脑与延髓背面之间。**桥池**:位于脑桥腹侧面。**脚间池**:位于脚间窝。**交叉池**:位于视交叉前方。

（三）软脑膜

在脑标本上找到已剥离蛛网膜的部分,可见紧贴脑的表面,并深入其沟裂之中的富含血管的薄膜即软脑膜,此膜与脑实质不易分离。软脑膜上的细小血管形成血管丛,在脑室的一定部位与脑室壁上的室管膜上皮一起突入脑室,形成**脉络丛**,是产生脑脊液的主要结构。

第二节　脑和脊髓的血管

一、脑的血管

（一）脑的动脉

脑的动脉来源于颈内动脉和椎动脉(图 15-6,图 15-7)。大致以顶枕沟为界,大脑半球的前 2/3 和间脑前部由颈内动脉分支供应;大脑半球的后 1/3 及间脑后部、脑干和小脑由椎动脉分支供应。两大动脉的分支均分为皮质支和中央支,前者营养皮质及其深面的浅层髓质;后者供应深部的髓质(包括内囊)、基底核、间脑等处。在脑血管标本和模型上观察。

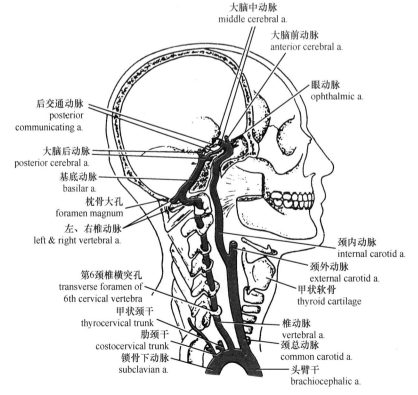

图 15-6　颈内动脉和椎动脉的起源和行程

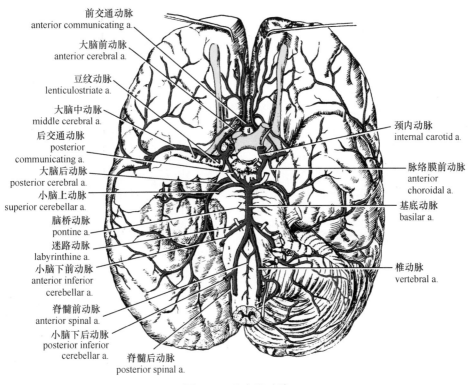

图 15-7 脑底的动脉

1. 颈内动脉 经颈静脉孔入颅。在脑血管标本底面观察,视交叉后外侧较大的血管即颈内动脉,向外侧较粗大的进入外侧沟的分支为**大脑中动脉**;向后的分支为**后交通动脉**;轻轻拉起视交叉,可见颈内动脉分出向前走行的**大脑前动脉**。两侧大脑前动脉在视交叉上方有**前交通动脉**相连(图 15-7)。

大脑前动脉:在脑血管标本内侧面,胼胝体上缘可见由前向后走行的血管即大脑中动脉,其分支分布于大脑半球内侧面顶枕沟以前部分(图 15-8)。

大脑中动脉:在脑血管标本外侧面,可见沿外侧沟走行的大脑中动脉,其向上、下都有分支分布于大脑半球外侧面的大部(图 15-9);脑切片标本上可见其分出多条细小的分支(中央支),以直角发自主干的起始段,垂直向上穿入脑实质,供应尾状核、豆状核、内囊和背侧丘脑(图 15-10)。

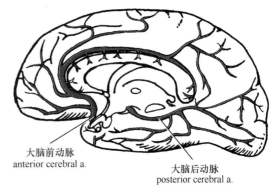

图 15-8 大脑前、后动脉

后交通动脉:向后行与大脑后动脉起始部吻合(图 15-7)。

2. 椎动脉 由锁骨下动脉发出,经枕骨大孔入颅。观察脑血管标本底面,可见延髓腹侧面两侧纵向走行的血管即椎动脉,左、右椎动脉至延髓脑桥沟处汇合成一条**基底动脉**,沿脑桥基底沟上行至脑桥上缘,分为左、右大脑后动脉。椎动脉与基底动脉沿途还发出许多分支至脑干和小脑(图 15-7)。

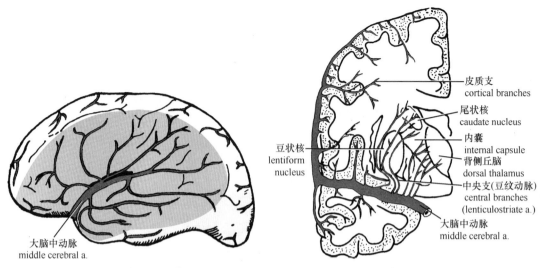

图 15-9　大脑中动脉　　　　　　　　　图 15-10　大脑中动脉的皮质和中央支

大脑后动脉:绕大脑脚向后至颞叶内侧面。分支分布于颞叶底面、内侧面和枕叶(图 15-8);中央支至间脑大部。

3. 大脑动脉环　又称 Willis **环**,在脑血管标本底面的中央,可见围绕视交叉、灰结节和乳头体的血管环即大脑动脉环,由前交通动脉、两侧大脑前动脉、两侧颈内动脉末端、两侧后交通动脉和两侧大脑后动脉相互吻合而成(图 15-7,图 15-11)。

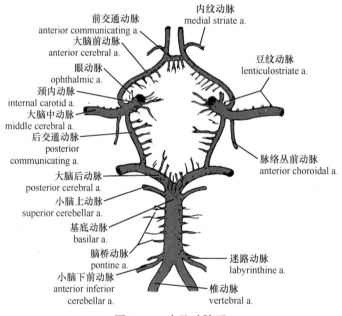

图 15-11　大脑动脉环

(二) 脑的静脉

　　脑的静脉不与动脉伴行,分浅、深静脉。浅静脉(图 15-12)位于脑表面,收纳皮质及浅部髓质的静脉血,直接注入邻近的硬脑膜窦。深静脉收纳大脑深部的静脉血,先汇成一条大脑大静脉,而后汇入直窦。

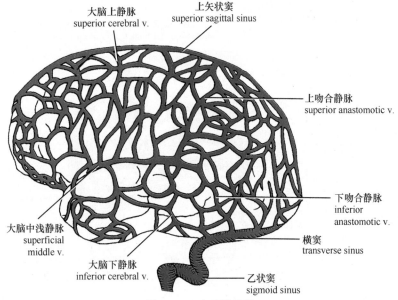

图 15-12 大脑浅静脉

二、脊髓的血管

(一) 脊髓的动脉

有两个来源,其一为椎动脉分出的脊髓前动脉和脊髓后动脉(图 15-13);其二为节段性动脉(如肋间后动脉、腰动脉等)的脊髓支。

在带血管的脊髓标本上观察,前面有沿脊髓前正中裂下行的脊髓前动脉,是由左、右椎动脉分支在枕骨大孔内、延髓前面汇合形成;后面上段可见沿两侧外侧沟下行的脊髓后动脉。

肋间后动脉、腰动脉有分支至脊髓,并于脊髓前、后动脉吻合。

(二) 脊髓的静脉

在脊髓表面有脊髓前、后静脉,汇入位于硬膜外隙内的椎内静脉丛。

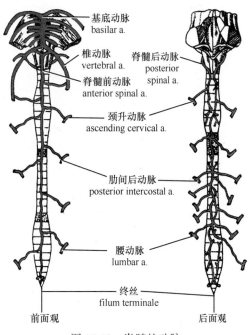

图 15-13 脊髓的动脉

第三节 脑脊液及其循环

脑脊液(CSF)由脑室的脉络丛产生,并循环于脑室和蛛网膜下隙内(图 15-14),对脑和脊髓有缓冲、保护、营养、运输代谢产物及维持正常颅内压的作用。其循环途径为:左、右侧脑室脉络丛产生的脑脊液,经左、右室间孔流入第三脑室,与第三脑室脉络丛产生的脑脊液一起,经中脑水管流入第四脑室,再汇合第四脑室脉络丛产生的脑脊液,经第四脑室正中孔和外侧孔流入蛛网膜下隙,然后经蛛网膜粒渗入硬脑膜窦(主要是上矢状窦),回流入静脉。

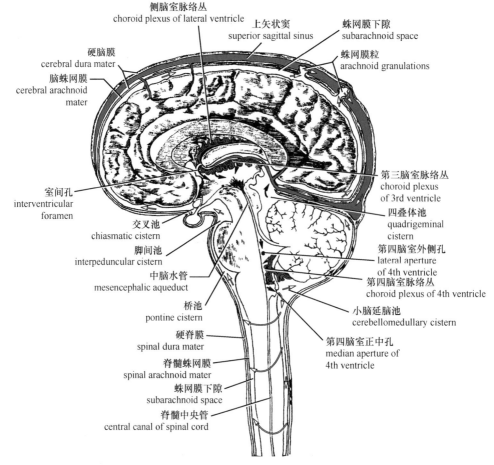

图 15-14　脑脊液循环模式图

　　观察脑室的铸型标本,结合脑室投影图,可见左、右大脑半球内部的腔为侧脑室,位于顶叶内的部分为中央部,其向前伸入额叶的部分为前角;向后伸入枕叶的部分为后角,向下伸入颞叶的部分为下角。侧脑室有室间孔与第三脑室相通(图 15-15)。两侧脑室内下方为第三脑室,其下方的小管为中脑水管,中脑水管下方即第四脑室。

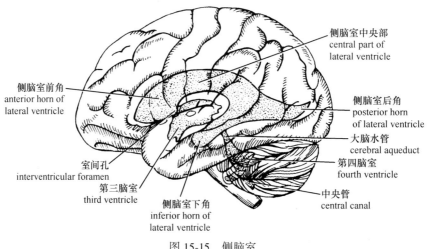

图 15-15　侧脑室

在脑中部水平切面观察标本图 12-12，图 12-15，大脑半球前部有横行的纤维为胼胝体，其后与此平行的裂隙为侧脑室前角的水平切面。在左、右裂隙之间的正中线上，有一前后方向的裂隙，为第三脑室的水平切面。在第三脑室后方，有左右呈"人"字形的较宽大的裂隙，为侧脑室后角水平切面。结合脑室的铸型标本和投影图，理解侧脑室与第三脑室的立体关系。

观察脑正中矢状切面标本，可见在延髓、脑桥和小脑之间的腔即第四脑室，向上通中脑水管，向下通脊髓中央管，并有正中孔和外侧孔通蛛网膜下隙（图 15-14，图 15-16）。

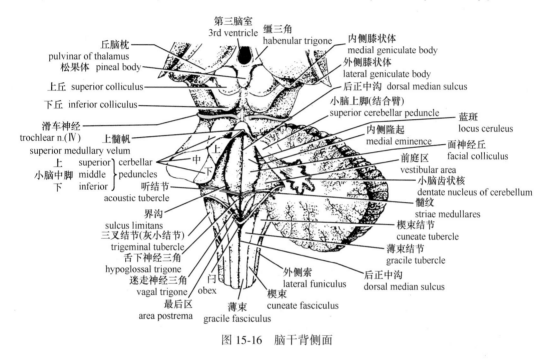

图 15-16　脑干背侧面

复习思考题

1. 根据所学解剖学知识，分析颅顶骨折与颅底骨折有何不同的临床表现，为什么？

2. 何为硬膜外隙？临床做硬膜外麻醉时穿刺针已进入硬膜外隙，推注麻醉药之前应注意哪些问题？硬膜外麻醉除阻断痛觉外，还有何作用？

3. 颈椎病变压迫椎动脉，可出现哪些表现？为什么？

4. 在做腰穿抽取脑脊液时，病人出现下肢一过性放电样感觉，病人担心脊髓受到损伤，请给出合理解释。

（杨代耘）

第十六章 内分泌系统

【目的要求】

（一）掌握内容

垂体、甲状腺、肾上腺的形态、位置。

（二）了解内容

甲状旁腺、松果体的形态、位置。

【标本教具】

1. 内分泌概况模型。
2. 头部正中矢状切面标本，显示脑垂体。
3. 已解剖的人体整体标本，颈部暴露良好显示甲状腺；腹部显示肾上腺。
4. 离体的甲状腺和甲状旁腺标本。

【实习内容】

内分泌系统由内分泌器官、内分泌组织和内分泌细胞构成。内分泌器官是指肉眼可见、形态结构上独立存在的内分泌腺，包括甲状腺、甲状旁腺、肾上腺、垂体和松果体等（图 16-1）。

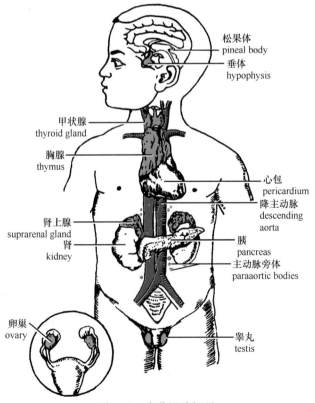

图 16-1 内分泌腺概况

一、甲　状　腺

在已解剖的人体整体标本的颈前部,翻开舌骨下肌群,可见呈"H"形的结构,即甲状腺,分左、右侧叶和中间的峡部。仔细观察,侧叶贴附于喉和气管的两侧,上达甲状软骨的中部,下抵第6气管软骨环;峡部位于第2~4气管软骨环的前方。有的标本还可见自峡部向上伸出一个锥状叶(图16-2,图16-3)。甲状腺被颈深筋膜包绕,且侧叶借结缔组织和韧带连于喉和气管软骨。

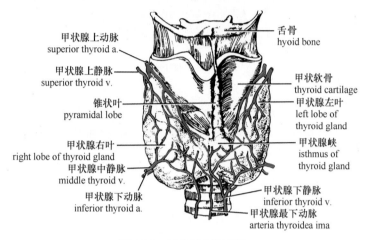

图 16-2　甲状腺(前面观)

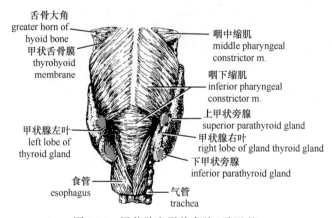

图 16-3　甲状腺和甲状旁腺(后面观)

二、甲　状　旁　腺

在已解剖的人体整体标本的颈前部,找到甲状腺后,翻开甲状腺的一侧,观察其后面,在上、下部分分别可见到一黄豆大小的卵圆形小体,此小体即为甲状旁腺。观察离体的甲状腺和甲状旁腺标本,可见甲状旁腺为位于甲状腺侧叶后面的上、下两对卵圆形小体(图16-3),有的标本甲状旁腺埋入甲状腺实质内,辨认困难,需仔细。

三、肾　上　腺

在已解剖的人体整体标本的腹部,翻开腹壁,推开肠道,打开腹膜后间隙可见紧贴腹后壁的肾,其上端的结构即为肾上腺,仔细观察,左侧肾上腺呈半月形,右侧肾上腺呈三角形(图16-4)。

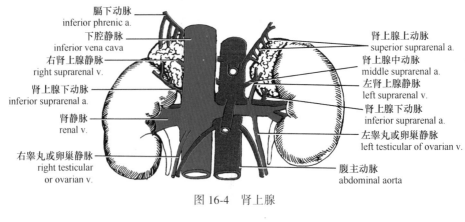

图 16-4 肾上腺

四、垂 体

观察头部正中矢状切面标本,在蝶骨体的垂体窝内的卵圆形小体即垂体,借漏斗与下丘脑相连。

五、松 果 体

仔细观察头部正中矢状切面标本,在背侧丘脑后上方所见的椭圆形小体即是松果体(图 16-1,图 16-5)。

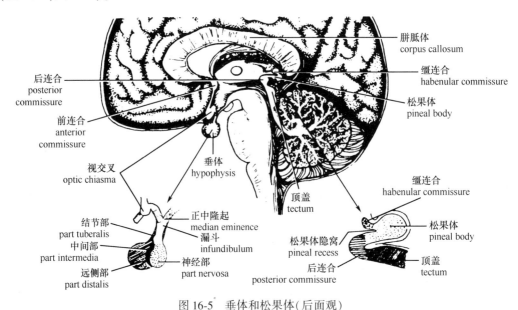

图 16-5 垂体和松果体(后面观)

复习思考题

1. 在做甲状腺检查时,为何要叫病人做吞咽运动?
2. 甲状腺肿大时可压迫周围的哪些结构?
3. 病人接受甲状腺手术后,出现低钙血症,可能由于损伤何结构所致?

(杨代耘)